关爱从"心"开始

——干部心理素质和心理健康知识读本

组织编写

国家卫生健康委员会疾病预防控制局

国家卫生健康委员会人事司

人民卫生出版社

图书在版编目（CIP）数据

关爱从"心"开始：干部心理素质和心理健康知识读本 / 国家卫生健康委员会疾病预防控制局，国家卫生健康委员会人事司组织编写 . —北京：人民卫生出版社，2019

ISBN 978-7-117-29202-3

Ⅰ. ①关… Ⅱ. ①国… ②国… Ⅲ. ①领导人员 – 心理保健 Ⅳ. ①R161.1

中国版本图书馆 CIP 数据核字（2019）第 239586 号

人卫智网	**www.ipmph.com**	医学教育、学术、考试、健康，购书智慧智能综合服务平台
人卫官网	**www.pmph.com**	人卫官方资讯发布平台

关爱从"心"开始——干部心理素质和心理健康知识读本

组织编写：国家卫生健康委员会疾病预防控制局
国家卫生健康委员会人事司
出版发行：人民卫生出版社（中继线 010-59780011）
地　　址：北京市朝阳区潘家园南里 19 号
邮　　编：100021
E - mail：pmph @ pmph.com
购书热线：010-59787592　010-59787584　010-65264830
印　　刷：三河市潮河印业有限公司
经　　销：新华书店
开　　本：710×1000　1/16　　印张：10
字　　数：174 千字
版　　次：2019 年 12 月第 1 版　2019 年 12 月第 1 版第 1 次印刷
标准书号：ISBN 978-7-117-29202-3
定　　价：30.00 元
打击盗版举报电话：010-59787491　**E-mail：WQ @ pmph.com**
质量问题联系电话：010-59787234　**E-mail：zhiliang @ pmph.com**

编写委员会

主　任：常继乐　南春梅

副主任：雷正龙　徐　缓　夏　刚　陆　林

委　员：王立英　刘　芳　张　达　张树彬　符　君

主　编：陆　林

副主编：王　刚　闫洪丰　杨甫德　祝卓宏

编　者（按姓氏笔画排序）：

毛佩贤　卢　敏　史占彪　西英俊　师　乐

庄文旭　宋崇升　陈文浩　陈润滋　梁　红

前　言

　　心理健康是健康的重要组成部分,没有心理健康就没有完整的健康状况。世界卫生组织对健康的定义是:健康不仅是没有疾病和身体衰弱,而且是躯体、心理和社会功能处于良好的状态。对健康的理解不能只限于生理方面,心理健康同样重要。习近平总书记2018年在全国组织工作会议上指出,要真情关爱干部,帮助解决实际困难,关注身心健康。2018年,中共中央办公厅印发《关于进一步激励广大干部新时代新担当新作为的意见》,提出要关注干部心理健康。提高干部心理素质、关心干部心理健康,是高素质、专业化干部队伍建设的重要内容,有利于为实现国家治理能力和治理体系现代化、夺取新时代中国特色社会主义伟大胜利提供人才保证。

　　为切实引导干部群体重视心理素质提升和心理健康工作,国家卫生健康委疾控局、人事司组织专家编写了《关爱从"心"开始——干部心理素质和心理健康知识读本》。为做好编写工作,国家卫生健康委疾控局、人事司成立了编委会,请中科院院士、北京大学第六医院院长陆林同志担任主编,多位心理健康、精神卫生专家参与编写。编委会多次召开专家研讨会,分析当前干部存在的主要心理健康问题及原因,探讨解决的途径和方法。根据干部队伍的实际情况,本书从科学性、专业性方面,围绕干部心理健康的影响因素、心理素质提升、心理健康维护等内容介绍心理健康知识,并针对干部容易出现的心理压力过大、焦虑、抑郁等心理健康问题,通过案例分析等形式,提出了解决方法和求助途径,力求做到权威性、科普性、趣味性和可读性。希望通过阅读本书能加强干部自身及家庭人员对心理健康的重视,关注干部心理健康状况,积极维护心理健康,提升心理素质。

　　本书在编写过程中得到了诸多心理健康和精神卫生专家的大力支持。在此向对本书编写作出贡献的相关专家、同仁一并表示感谢。

本书编委会

2019 年 10 月 26 日

目　　录

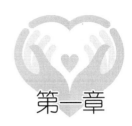

第一章
好心理，好干部

　　党的十八大以来，党中央高度重视心理健康问题。习近平总书记在全国卫生与健康大会上指出，要加大心理健康问题基础性研究；做好心理健康知识和心理疾病科普工作；规范发展心理治疗、心理咨询等心理健康服务。国民经济和社会发展第十三个五年规划纲要、《"健康中国 2030"规划纲要》将心理健康提到重要位置，要求加强心理健康服务体系建设和规范化管理。2016 年年底，原国家卫生计生委、中宣部等 22 个部门联合印发《关于加强心理健康服务的指导意见》，提出 2020 年全民心理健康意识明显提高、2030 年全民心理健康素养普遍提升的目标。2018 年 11 月，国家卫生健康委、中央政法委等 10 个部门印发《全国社会心理服务体系建设试点工作方案》，部署了建立健全社会心理服务网络、加强心理服务人才队伍建设等试点任务。由此可见，心理健康已上升到国家战略层面。

　　干部群体作为重要的人才资源之一，在推动社会、经济、文化发展过程中具有举足轻重的作用，这要求其不仅具备过硬的政治素质、文化素质和身体素质，还要有良好的心理素质。干部心理是否健康不仅是医学问题，更是保障执政能力的政治问题。干部心理健康与否直接影响工作质量和办事效率，关系到政府公信力和国家形象，应当引起各级组织乃至整个社会的高度关注。关注干部心理健康、提高干部心理素质对于构建和谐社会具有重要意义。2018 年 5 月，中共中央办公厅印发《关于进一步激励广大干部新时代新担当新作为的意见》，进一步要求在新时代对干部做到"政治上激励、工作上支持、待遇上保障、心理上关怀"，明确提出"关注心理健康"。《2018—2022 年全国干部教育培训规划》将心理健康培训列为干部知识培训的重要部分。《全国社会心理服务体系建设试点工作方案》提出健全机关和企事业单位心理服务网络，鼓励党政机关等通过建立心理辅导室或购买服务形式，为干部提供心理健康服务。当前，从总体上看，干部的心理是健康的，干部队伍的心理素质是好的。大多数干部意志顽强、满怀信心、满腔热情地投入工作，为百姓群众所称赞。但也要看到，少数干部心理状况存在与当下形势、任务不适应的问题，有的干部出现心理压力过大、情绪不稳定的现象，甚至发生因心理问题导致严重焦虑、抑郁乃至非正常死亡事件，这不仅给个人和家庭带来不幸，也给党和国家的事业带来不利影响。为此，加强干部心理健康服务，提升干部心理素质刻不容缓。

一、干部的心理健康和心理素质

1. 心理健康和心理素质的定义

世界卫生组织指出：健康不仅是没有疾病和身体衰弱，而且是躯体、心理和社会功能处于良好的状态。健康的人既要躯体健康，也要心理健康，并能与其所处的社会环境、自然环境保持协调的关系。其中心理健康是指心理的各个方面及活动过程处于一种良好或正常的状态。心理健康的理想状态是保持性格完美、智力正常、认知正确、情感适当、意志合理、态度积极、行为恰当、适应良好。在这种状态下，个体能作出良好的适应，并且充分发挥其身心潜能。心理素质是指一个人认识和把握自我的能力，包括情绪和情感品质、意志品质、气质和性格等个性品质的诸多方面。心理素质是在遗传基础上，在教育与环境影响下，经过个体实践训练所形成的性格品质与心理能力的综合体现。心理素质是心理健康的重要组成部分，心理素质的好坏决定着心理健康的发展。

在经济社会发展中，干部承担着比普通人更重要的职责。但如果干部不能正确把握自我，就不能客观地对待他人和事物，也就无法真正地领导他人。因此，增强干部心理素质显得尤为重要。这既是干部自我完善的重要体现，也是充分履行干部职能的重要基础，更是提高领导水平的重要保证。

心理素质作为考察干部的重要内容，重点看其面对名利得失和进退留转、承受较大压力、遇到困难挫折时的精神状态和应对能力。关心干部心理健康、提高干部心理素质，是建设高素质干部队伍的重要内容，是组织长期健康发展的重要保证，也是组织切实激励广大干部新时代新担当新作为的具体体现。

2. 如何判断干部心理状态

关注干部心理健康问题,首先需要干部觉察自身的心理状态。关于心理健康状况的评判,不同的心理学流派参照的标准不尽相同,各有侧重。其中,美国人本主义心理学家马斯洛和米特尔曼提出的关于心理健康的十条标准被广泛认可。

美国心理学家马斯洛和米特尔曼提出心理健康的十条标准

第一条:充分的安全感。

第二条:充分了解自己,并对自己的能力作适当的估计和评价。

第三条:生活目标切合实际。

第四条:不脱离周围现实环境。

第五条:能保持人格的完整与和谐。

第六条:具有从经验中学习的能力。

第七条:能保持良好的人际关系。

第八条:适度的情绪表达与控制。

第九条:在不违背社会规范的条件下,能适当的满足个人的基本需要。

第十条:在符合集体要求的前提下,较好地发挥自己的个性。

我国有关部门非常重视国民心理健康状态。国家卫生健康委员会结合中科院心理健康素养网络调查结果,针对社会公众对心理健康需求,经过多方专家论证,编制了《心理健康素养十条(2018年版)》,具体内容如下:

《心理健康素养十条(2018年版)》

第一条:心理健康是健康的重要组成部分,身心健康密切关联、互相影响。

第二条:适量运动有益于情绪健康,可预防、缓解焦虑和抑郁情绪。

第三条:出现心理问题积极求助,是负责任、有智慧的表现。

第四条:睡不好,别忽视,可能是心身健康问题。

第五条:抑郁和焦虑可有效防治,需及早评估,积极治疗。

第六条:服用精神类药物需遵医嘱,不滥用,不自行减停。

第七条:儿童心理发展有规律,要多了解,多尊重,科学引导。

第八条:预防老年痴呆症,要多运动,多用脑,多接触社会。

第九条:要理解和关怀精神心理疾病患者,不歧视,不排斥。

第十条:用科学的方法缓解压力,不逃避,不消极。

"沧海横流安足虑,世事纷纭何足理。管却自家身与心,胸中日月常新美。"心理健康的干部应当能够适应紧张环境,承受压力和挫折,具备应对突发事件的能力,积极安排自己的各项活动,通过自我调节,使身心和谐统一,将更多的激情投入到工作中去,以实际行动推进新时代中国特色社会主义伟大事业。

3. 干部心理健康的影响因素

新时期,人们参与社会活动的途径更趋于自由化、开放化,职业劳动更少地受到时间和地域的限制,人们与家庭的互动模式也在发生深刻的变化。干部作为一个社会群体,也和其他社会群体一样,面临着社会环境剧变所带来的冲击和影响。一般来说,这些影响主要包括工作压力、自我认知、性格气质、家庭生活等方面。

(1) 工作压力繁重

日常工作中,干部所面对的是一个庞杂的任务群,在解决实际问题的过程中,通常处于"按下葫芦起了瓢""一波未平,一波又起"的状态,部分干部在工作中时有疲于奔命的感慨。作为必须对工作通盘考虑的决策者或执行者,他们在工作中战战兢兢、如履薄冰,唯恐千虑一失,精神长时间处于高压状态,易出现焦虑、烦躁。由于工作面大、涉及范围广,导致这种情绪状态的应激源一般不能及时消除,进而诱发其心理问题。

(2) 自我认知失调

自我认知是人在生活事件中对自身存在的感知评判,评判的内容包括自身形象、自身价值。自我认知失调即不能正确评判自身形象、自身价值,或评价过高,或评价过低。对于干部来说,自我认知失调的主要表现为角色冲突,包括自我角色认知错误、角色行为模式错位等。

(3) 性格气质影响

每个人都具有不同的性格气质特点,而性格气质会对个人认知水平、行为模式产生决定性的影响,并会在心理上产生不同的投射。如具有癔症型人格的人,通常具有很强的受暗示性,极易受外部环境或他人评价影响,接受负面信息刺激后,一般会主观放大负面信息给自己造成困扰。具有这种人格特征的干部,如果工作推进不顺或遭受委屈,很容易夸大其词、怨天尤人,甚至会表现出较强的攻击性。

(4)家庭生活影响

在当前的舆论环境中,干部的家庭生活越来越受到关注。由于干部经常超负荷工作,这便导致了干部与父母、配偶、子女、兄弟姐妹的交流互动相对较少,家庭事务参与度不高,对家庭照顾不够,对父母赡养、子女教育等分身乏术;家庭对其关爱也相对不足。如果家庭问题不能及时有效地解决,将会影响干部在工作中的效能,甚至诱发职务犯罪。

(5)影响干部心理健康的特殊因素

干部劳动形式、工作效能、社会贡献都具有极大的特殊性。干部工作绩效的考核机制、决策行为的社会影响、组织机构的特殊文化、心理健康的保障体制等特殊性会对干部心理造成相应的影响。

4. 干部良好心理素质的典范

良好的心理素质本质上是一种面对现实、追求目标、克服困难、完善自我、积极向上的内在力量。积极心理学研究认为,乐观向上的精神状态、主动积极的工作态度、认真负责的专业精神、知难而上的信心勇气、矢志不移的奋斗追求等是组织与个人取得成功的根本所在。回首过往,自新中国成立以来,人民生活水平不断提高,涌现出了大量具有良好心理素质的干部,也正是在他们的带领下,广大人民群众克服困难、砥砺前行,取得了举世瞩目的成就。

沉着冷静的抗击"非典"第一功臣——钟南山

2003年的春天,我国突发非典型病原体肺炎(以下简称"非典")疫情。在最早发现疫情的广东省,有一种声音清晰而坚定:"'非典'并不可怕,'非典'可防可治!"广东省呼吸疾病专家、中国工程院院士、时任广州呼吸疾病研究所所长的钟南山,在致病原不明、没有特效药的情况下,短时间内摸索出了一套行之有效的救治办法——"三早三合理",即"早诊断、早隔离、早治疗"和"合理使用皮质激素、合理使用呼吸机、合理治疗并发症",把大量患者从死亡边缘上拽了回来,有力地粉碎了

"怪病蔓延,无药可医""染病必死"的谣言。

无硝烟的战争惊心动魄。从收治中国大陆地区第一例"非典"患者开始,67岁的钟南山就以非凡的勇气站在战斗的第一线:"非典"患者被送来时,他亲自检查,制订治疗方案;检查患者口腔,将头凑到和患者距离不到20厘米的位置;提议把各医院感染的医护人员和最危重的患者送到呼吸疾病研究所进行救治。

真正的压力来自那几次著名的"发言"。从"'非典'可防可治不可怕"到质疑权威机构的结论,钟南山站在了风口浪尖上。钟南山的几次讲话对稳定人心起了很大作用。最早被"非典"灾难侵袭的广东,局面稳定,不停课、不停产、不停市、不停止办公,还如期举办了广交会。在钟南山等医务工作者的不断努力下,广东省创下了"非典"患者在全国死亡率最低、治愈率最高的佳绩。

良好的心理素质、扎实的专业知识使得钟南山院士在面对"非典"这场没有硝烟的战争时可以做到临危不惧、沉着冷静、有条不紊,显示出科学家的严谨治学态度以及新时代干部的高度责任感。

二、心理健康是构建和谐社会的重要基石

1. 心理健康是和谐社会的精神基石

世界发展的趋势提示我们:当一个国家的人均GDP达到1 000美元以后,就进入了人口、资源、环境、效率、公平等社会矛盾最为突出的时期,这一时期"经济容易失调、社会容易失序、心理容易失衡、社会伦理需要调整重建"。自2003年开始,我国的人均GDP已超过1 000美元,即进入了各种社会矛盾凸显的高风险时期。构建和谐社会意味着要发展一种全新的社会建设形式。在以往的社会模式下,绝大多数干部已形成较为固定的心理定势和行为模式。新的社会需求与传统的心理模式之间的冲突,对于在社会中占一定主导地位的干部是一个不小的冲击,会使干部的内心产生一系列不良情绪。干部的心理健康状况对社会发展与稳定有着重要的作用,因此,重视干部的心理健康问题,提出针对性的思路和对策,对构建和谐社会具有十分重要的现实意义。

社会和谐包括很多方面，其中"人的和谐"是核心。构建和谐社会，根本的着眼点是人的自由全面发展。而只有身心健康的社会个体才能不断激发创造力，保持社会前进的活力。只有建立互信、互爱、互助的良好人际关系，才能最大限度地减少社会生活中的各种内耗和摩擦，减少社会生活的风险和代价，进而不断增加社会的价值认同和凝聚力，使人们感受到做人的价值和尊严，体验生活的美好和人生的幸福。

此外，随着经济的发展，人们的物质需求得到一定满足后，精神需要和心理问题就越来越突出。社会快速发展所带来的生活和工作压力越来越大，人们越来越焦虑，心理不健康的人越来越多。这种社会大背景对干部提出了新的挑战，只有具备良好的心理素质，才能更自如地应对在构建和谐社会过程中出现的各种社会矛盾及心理问题。

2. 干部心理健康对构建和谐社会具有重要意义

构建和谐社会，要有物质基础和思想道德基础，还要有心理基础。中组部提出要把干部心理调适能力作为衡量干部综合能力的一个重要方面。干部群体在行使权力承担责任的同时，也比其他群体承着更大的心理负荷和精神压力。干部具备良好的心理健康水平，是整个社会的需要，既关系到干部个人的健康和素质，也对政府职能的有效实施和健康社会风气的形成产生直接影响。

（1）良好的道德品质修养是形成德才兼备的干部队伍的基本要求。

党的十九大报告明确提出："要坚持党管干部原则，坚持德才兼备、以德为先，坚持五湖四海、任人唯贤，坚持事业为上、公道正派，把好干部标准落到实处。"干部要把"德"放在个人修养的重要位置，以德修身，以德服众，在任用人才方面以德领才，以德润才。形成德才兼备的干部队伍，才能在面对复杂局面、危机时刻作出正确的判断和选择。

（2）干部情绪稳定、工作热情饱满，是构建和谐社会的稳定剂和加速剂。

干部是社会各项工作的领头羊，乐观情绪能激发人的创造力、适应能力和自信心。而急躁蛮干、消极怠工等会对和谐社会产生严重的负面影响。

心理健康的干部具有行动的自觉性、果断性、顽强性，能作出符合客观事物发展规律的决定，并运用切实有效的方法解决所遇到的各种问题，能在行动中避免不良情绪的影响。心理健康的干部有着正确的世界观、人生观、价值观，也具备良好的自制力，在诱惑面前不动摇，能够经受住人情与党性、关系与原则、枉法与守法等方面的考验，在个人利益与国家利益面前始终维护国家利益不受损害。

三、心理健康是促进干部事业成功的必要条件

1. 干部心理健康是事业成功的保障

心理健康的干部,能够正确对待手中的权力,摆正自身的位置,对于权力、职位、名利保持一颗平常心。与平常人相比,干部更需要有一种拿得起、放得下的心态,摒弃自己的不良嗜好,一切以党和人民的事业为重,正确处理个人愿望和组织需要、个人利益和党的利益之间的关系,以大局心态、全局眼光接受组织的安排。干部要将职位、工作目标定位在能力范围之内。要懂得适当减压,适时释放压力,保持良好心态。

积极乐观,心理调适

邓稼先是我国核武器理论研究工作的奠基者之一。在青少年时期,他就树立了科技强国的理想。1950年,邓稼先放弃国外优越的工作和生活条件,毅然回到祖国,挑起了探索原子弹理论的重任。当时,我国的实验场地荒凉,参考资料缺乏,试验条件落后。乐观的邓稼先迎难而上,积极组织大家在戈壁滩上建设场地,在松树林旁盖原子弹教学模型厅,学习晦涩难懂的理论知识。面对无数次的失败,他接纳挫折,不言放弃。在不懈努力下,他组织开展了爆轰物理、流体力学、状态方程、中子输运等基础理论研究,对原子弹的物理过程进行了大量模拟计算和分析,从而带领大家迈出了中国独立研究设计核武器的第一步。正是这种不畏艰难、积极乐观的心态和良好的心理调适能力让邓稼先在艰苦的科研道路上砥砺前行,最终为我国的核事业作出了巨大贡献。

2. 不健康的心理影响干部事业发展

当前,我国正处在全面建设小康社会的决胜阶段。面对纷繁复杂的国际形势和艰巨繁重的改革发展任务,干部不仅要具备良好的政治业务素质和工作能力,还必须具备良好的心理素质。从某种意义上讲,干部心理素质的优劣会直接影响个人能力的发挥,甚至会影响其所在单位、所在地区的发展。

不健康的心理容易导致干部心理失衡。有的干部无法正确把握权力、地

位和名利的平衡。有的干部担心手中的权力到期;有的干部急功近利,企图刚一上任就有不俗的政绩,当目标未能实现时,易产生迷茫、挫败等不良心理;有的干部喜欢讲排场、装门面,工作务虚不务实,言语浮夸不严谨,对表扬沾沾自喜,对批评耿耿于怀;有的干部看到他人强于自己,便会产生强烈的嫉妒心理。这些不健康的心理往往会使自己变得偏激,甚至作出违反道德规范和法律准则的事情。

在现实中,有的干部工作积极,也能够开拓创新,面对工作中的挫折和失败毫不气馁,但却因感情上的一点波折而导致心理失衡,甚至一蹶不振;有的干部才华出众,智力超群,但由于存在性格缺陷而人际关系处理得不好,在工作中得不到大家的支持和信任,最终也影响其事业发展。这说明健全的心理素质是干部的基本素质,也是获得人生快乐、追求事业成功的重要保证。

四、心理健康是保障干部家庭幸福的关键因素

1. 干部与配偶关系的心理调适

在现实生活中,许多夫妻虽然有较好的感情基础,但随着共同生活的延续,常因生活琐事而发生矛盾,造成夫妻感情淡薄,处理不当时甚至导致夫妻感情破裂。

(1) 在干部家庭中,容易影响夫妻关系的因素:

1) 经济问题

干部的收入不高,夫妻间容易因经济收支问题而产生矛盾。干部的收入比配偶低的现象也较为常见,若处理不当则可能引发家庭地位上的争执。

2) 家务劳动问题

由于家务劳动分配不公而导致夫妻争吵、因工作繁忙无暇顾及家务而闹矛盾的现象较为普遍。在干部家庭中,一方可能少做或不做家务。长此以往,另一方会产生不平衡心理,从而产生矛盾,影响夫妻感情。

(2) 良好的配偶关系是夫妻互相支持对方事业,培养两人共同的兴趣爱好。干部在处理配偶关系时应注意以下心理调适:

1) 站在对方的角度思考

打破以自我为中心的思维方式,多站在配偶的角度和立场上,与对方进行深入的交流。通过温和的语言描述存在的矛盾,将心比心地思考,才能积极地处理和解决问题。增进夫妻间的情感沟通,避免因生活琐事而闹矛盾,建立一种互爱互助、民主和谐的家庭气氛。

2) 相互欣赏和鼓励

学会欣赏对方的优点,当对方做得好的时候给予赞美,这样的积极反馈能让对方感受到付出是值得的,能够增强对方行动的积极性;当对方遇到挫折时主动安慰对方,让对方感受到支持和鼓励,减少挫败感。

3) 争吵时彼此留有余地

夫妻间闹矛盾或发生争吵时,不要用尖酸刻薄的话伤害对方。夫妻间若不可避免地争吵,应尽可能地避开子女、双方父母和亲友。如果轻易将夫妻间的争吵向他人公开,则会彻底撕破夫妻对吵架的羞怯心,使夫妻争吵进一步升级。

2. 干部与父母关系的心理调适

(1) 干部与父母之间关系紧张的主要原因

1) 代沟阻碍相互理解

干部和父母因年龄、社会经历不同,在价值观念、行为方式等方面存在明显的差异。当干部和父母不能正确看待这一差异并相互理解对方时,彼此之间就容易出现问题。如子女和父母都以各自的价值标准去评判对方,就容易陷入矛盾僵持中。

2) 缺乏沟通加剧关系紧张

部分干部认为父母"老思想""老顽固",认为父母总是限制自己,因而不愿意与父母交流沟通。即使沟通也只是一些事务性的接触,没有真正的、深层次的心理沟通。由于缺少沟通或沟通不当,使双方隔阂加深,彼此间产生更大的误会,加剧了双方的关系紧张。

(2) 干部与父母关系的心理调适方法

1) 增进理解

干部应当了解父母的成长环境、生活经历,在此基础上理解父母的思想和行为,主动消除隔阂、增进感情。取得父母对自己的理解,推心置腹地向父母说明由于时代不同造成社会对人的思想和行为方式的评价也已发生变化,争取父母的理解和支持。

2) 尊重父母

对待父母的态度要谦恭、尊敬、温和,尤其是当自己小有成就,或者与父母的意见不同时更应如此。即使工作时身为干部,但回到家永远是父母的孩子。

3) 勤于沟通

平常主动与父母多沟通,探讨涉及个人发展和影响家庭生活的重大问题。及时、坦诚地向父母说出想法,认真听取父母的意见。例如,干部小王一直与父母同住，因为工作上的应酬比较多，经常回家很晚。但是父母对此不理解，经常批评他，而小王赌气也不愿和父母解释，导致双方关系僵化。其实这个问题完全可以通过深层次的沟通来解决，以便增进双方对彼此的理解。

3. 干部与子女关系的心理调适

干部要承担抚养、教育子女的责任和义务。成功的亲子关系调适有赖于亲子双方的共同努力。

（1）干部与子女关系紧张的常见原因

1）代际差异

干部和子女生活在不同的社会历史条件下，思想意识和行为方式会受到时代的影响。例如，当子女进入青春期后，子女对父母的态度从儿童时期的依赖、崇拜变成怀疑、不满，甚至是对立、批判；子女开始依据自己的经验，用独立但不成熟的价值观和道德标准去评价父母。

2）沟通态度和方式不良

干部与子女沟通的态度和方式不适当，易造成亲子关系失调。在态度上，有的干部过于重视权威，要求子女完全顺从；而有的子女对父母缺乏应有的尊重和服从，对父母表现出自以为是的傲慢态度。在行动上，彼此以暗示、逃避、指责以及情绪化的方式来沟通，其结果是无法了解彼此的想法与用心，容易造成更大的误会和隔阂。

3）对孩子不合理的期望

"望子成龙""望女成凤"在干部家庭中比较突出，事业上比较成功的干部，大都希望自己的子女将来能够出人头地，达到甚至超过自己目前的状态。因此，在教养孩子的过程中会把不合理的期望强加给孩子，要求孩子一定要做到；一旦孩子不愿服从或做不到，就会生气，认为孩子给自己丢脸。父母一味地把自己的观点、愿望、想法强加给孩子，忽视了孩子独立的人格，长此以往，有的孩子就会变得没有主见、不能独立应对困难，有的孩子则会越来越叛逆，甚至走上违法犯罪的道路。

（2）干部与子女关系的心理调适方法

1）把子女看作有能力的个体，信任子女，不要把子女硬性铸造成自己期望的样子，而给子女适当的选择自由。

如果对子女的观念和行为一时无法接受，也应该站在指导的立场上给子女提供几种选择，尽量让他们通过实践尝试自己处理问题，充分尊重和理解他们。

2）走进子女的内心世界，真正了解子女的需求和想法，理解子女所处的环境,认真倾听子女说的话,让子女能够充分发表自己的意见。

主动关心子女的各种活动及其所结交的朋友,多看看有关书刊,多了解子女的兴趣和爱好。例如,有个孩子喜欢听收音机,就连在写作业的时候也要听,这次孩子的期末考试平均成绩只有 70 分,回到家后父亲指责孩子学习差都是听收音机导致的,结果孩子因此很生气,回到自己的房间后摔坏了自己心爱的收音机。其实,考试成绩下降,孩子自己也难过,而家长不但没有及时安慰,反而严厉指责,这只会使得矛盾升级,彼此关系变得更加紧张。如果父母能适当地安慰孩子,并冷静、理性地引导孩子自己分析成绩下降的原因,就能很好地解决这个矛盾了。

3) 以身作则,言行一致。应当在生活的各个方面都为子女做好榜样,使子女学有目标、行有示范,切忌对子女和自己采取双重标准。要和孩子成为朋友,这样才能更好地体会和了解孩子的感受。

五、正确认识情绪

1. 情绪是正常的生理反应

情绪是人们对外界客观事物的态度和因之产生的相应内心体验,情绪反应包括个体对外界刺激的内心体验、外部表现和内部生理变化三个方面。内心体验是指外界刺激引起的喜、怒、哀、乐等各种感受,外部表现是指与此同时,个体也会发生一系列外部表情和动作等,此外个体还会出现心跳、呼吸和体温等生理状态的变化。当人们遇到危险时,危险信号会传递到大脑皮质和杏仁核并产生恐惧等情绪反应,同时激活下丘脑和交感神经系统释放肾上腺素,导致心跳加速、呼吸急促、体温上升、血压升高、汗液和唾液分泌增加,这些都是正常的生理反应,能让机体迅速做好准备以应付危险处境。当危险解除之后,副交感神经系统会抑制这些活动,使机体恢复平静。

人们常常陷入一个误区,认为负面情绪是不好的,生气、低落等最好不要有,也因此常常会听到这样的话:"别难过,多大点事""莫生气,气大伤身"。其实这样的情绪出现是十分正常的,"人非草木,岂能无心",若面临负性事件却毫不在意,那般"铁石心肠"恐怕更令人害怕。心理疾病的核心不在于负面情绪的出现,而在于其强度及持续时间与刺激事件是否相称,影响到社会功能的情绪,即使是愉快、高涨,也会被视为病态。健康的心理离不开情绪的两面(图 1-1),好事发生就大笑、拍手,坏事发生便哭泣、痛骂,是人之常情。情绪可

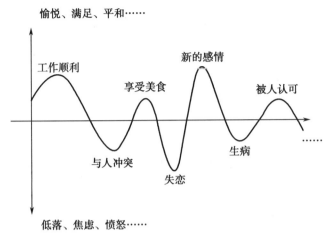

图 1-1　正常情绪波动

以说是一种客观现象，并无好坏之分，不为情绪羞耻才能正确认识情绪。觉察到自己的情绪，观察它的存在，观察它的波动，难以承受时及时寻求帮助，情绪终会平复。

在经济和社会飞速发展的今天，由于大家对服务的需求日渐增多，干部也面临着空前的压力。因此，我们要认识到焦虑、低落、愤怒等情绪是在承受压力下一种极其正常的情绪反应，这不仅是正常的，也是具有积极作用和保护意义的，让我们在应激状态下注意力更加集中，能力发挥更加出众。

2. 焦虑、抑郁情绪对个人的影响

（1）正面影响

1）焦虑其实是物种进化过程中产生的一种保护机制，适度的紧张能让我们在关键时刻发挥得更出色，也能让我们在真正的危险来临时及时察觉并躲避。

2）适度的焦虑能够提高我们的工作效率，既有要求又无苛求时，人们才能将工作做到最好，不是拖延一年半载，也不是匆匆忙忙应付。

3）抑郁情绪像一个刹车，能够让人从过去总结经验教训，思考目前的局面是不是哪里出了问题，而不是盲目作出选择。

4）适度的抑郁情绪同样是一种保护，就像疼痛是在提醒身体"你碰到了钉子快收回手"，抑郁是在告诉我们的心"你碰到了事情，你需要发泄"。

（2）负面影响

在高负荷工作下，带着情绪工作、生活，难免会出现许多状况，有的干部常常可能会有"疲于奔命,无力崩溃"的体会。长期的焦虑、抑郁会影响记忆力、注意力,让人感觉"脑子记不住事儿""看材料看不进去,越看不进去越着急,越着急越看不进去",还会导致多种慢性疾病,比如高血压、冠心病、胃肠疾病,甚至癌症。我们会发现一些常年处在应激状态的工种,比如医生、警察等,其心血管病发病率较高。这时我们就要及时调整好自己的状态,若自身无法进行自我调整,就要及时寻求帮助或者就医。

六、学习心理健康知识,做到自助与助人

1. 获取心理健康知识的渠道

在当今传媒多元化的社会中,获取心理健康相关知识的渠道也是多元化的,包括较为传统的书刊、知识讲座、电视广播等,以及较为新颖的微信公众号、移动医疗平台、网络公开课、博客等方式。

（1）传统渠道

目前关于心理健康的书籍和报刊非常多,每本书、每册报的特点和侧重方向不太一样,大家可以根据各自的需求灵活选阅;心理健康知识讲座针对学生人群的比较多,大多都是学校定期举办的,但在社区里针对普通大众的心理健康知识讲座却较少,还有待相关部门进行普及和推广;在电视广播的节目里,也有很多是关于心理健康知识的,比如《心理访谈》节目等。

（2）新型渠道

随着智能手机的普及,出现了很多传播心理健康知识的新型渠道,如微信公众号、移动医疗平台、网络公开课、博客等,其中微信公众号包括某些医院官方的微信公众号、特色专科的微信公众号以及专家个人的微信公众号等。

2. 保持心理健康的方法

干部了解到获取心理健康相关知识的途径后,就要认真学习和实践心理健康相关知识,合理调节自己的情绪,以便更好地保持心理健康。

面壁以避怒

《世说新语》中曾记载,蓝田侯王述虽性情急躁,但与他人相处时却非常有涵养。一日,有人指着王述的鼻子大骂,言语不堪入耳。王述不

想与对方有不必要的冲突,立刻面对墙壁,一声不吭,不予理睬。那人后来也觉得不好意思,便悻悻而去。王述很久没有听到骂声,方才转身继续做事。

我们在学习、工作和生活中都会不可避免地遇到不顺心的事情,也会自然而然地产生不良情绪,如果我们像故事中的王述那样学会如何处理和调节自己的情绪,就不会把自己的负性情绪传播给身边的人,这样就能保持融洽的人际关系和自我的心理健康。

保持自我心理健康还需要积极乐观的生活心态、广泛的兴趣爱好、海纳百川的胸怀、未泯的童心、风趣的幽默感以及乐于助人和善待他人的精神。比如在生活中即便是干家务活,也要做得富有情趣,不断尝试新的烹饪方法,打扫卫生时可以播放喜欢听的音乐,学会在生活中享受人生的美妙和乐趣。

此外,干部还要能够理解他人情绪,和周围的人打好交道,形成一种团结友好,积极向上的良好人际氛围,甚至在他人有情绪问题时给予恰当的指导。理解他人情绪的技巧有:

(1) 倾听

提供安全的会谈环境,尊重他人隐私,能让他人敞开心扉诉说,可以产生情感宣泄的作用。细心聆听他人的诉说,充分了解他人内心的痛苦和烦恼。

(2) 共情

以共情的心态来听取和了解他人的处境,共情不是同情,也不是可怜。共情是指以情感和理智兼具的层次去体会,站在对方的立场去理解对方的感受,并将这些感受反馈给对方,让对方感受到被理解。

(3) 支持

当一个人面对心理上的困难或者痛苦时,最需要的莫过于他人的理解、安慰、支持和鼓励。给予他人适当的支持和鼓励能够帮助他人建立信心。

总之,我们要多渠道获取和学习心理健康知识,及时发现、积极引导、合理控制自己的情绪,既不要让别人的不良情绪影响到自己,也不要让自己的坏情绪影响到他人。同时,我们还要把自己的快乐、正性的情绪传递给他人,使自己和他人都能保持良好的心理健康状态。在现代社会中,心理健康已经成为人们正常工作的前提,一个心理不健康的人比以往任何时候都更容易被社会所淘汰。干部是"领头雁",只有保障自身的身心健康,才能以上率下带领团队形成一种积极乐观的氛围,促进地区和社会的积极发展。

参 考 文 献

金一波,王大伟.心理健康是和谐社会的精神基石[J].山东师范大学学报(人文社会科学版),2006,(03):53-56.

第二章
解码心理健康与社会、生物因素的关系

现代医学即"生物—心理—社会"整体医学模式提出,每个人是生物、心理和社会属性的统一体,这三个因素共同作用影响个体的健康状况,只有从三个因素的整合角度去理解和解决个体的健康问题,才能够促进个体真正的健康。

抑郁、焦虑等是干部常见的心理问题,如果仅将其视为一个疾病,那么就是简单的生物学因素解释,采取的策略可能就是药物干预。当我们深入了解这些心理问题背后的原因,就会发现除了生物学因素外,个体的心理因素(比如性格特征、成长背景、认知模式等)和社会因素(比如工作压力、生活方式、社会支持系统、负性生活事件等)也是导致当前心理问题的重要影响因素,因此要采取的干预策略可以包括药物治疗、心理治疗、行为模式干预、认知方式调整、生活方式的改善、社会支持系统的增强等,这样不仅可以帮助个体从疾病状态中恢复,还能够促进个体的主观幸福感和生活质量。

以干部的焦虑情绪为例,生物学因素可能体现为遗传因素,以及交感和副交感神经系统活动的亢进、肾上腺素和去甲肾上腺素的过度释放等。

心理学因素则可能源于:①性格特质,比如焦虑型人格、力求完美人格,性格过于胆小谨慎等。②成长环境,比如父母的教育和培养比较严苛,要求其做事力求完美;长期受到父母或者长辈等的指责和约束等。③偏倚的认知模式,比如心中有个信念"只有做到最好,才能获得别人的认可""我一定不能犯错误,即使是很小的错也不行"等。

社会因素可能包括:①工作压力,比如当前的工作岗位责任重大、常常需要加班、工作难度大等；②生活方式，比如睡眠不足、吸烟、酗酒、滥用药物、久坐不锻炼等；③社会支持系统，比如缺乏来自亲人、朋友、同事的支持，社会支持系统匮乏等；④负性生活事件，比如经济损失、身体疾病、家人患病、亲人离世等。这些因素相互作用，交织在一起，最终可能导致该干部出现焦虑情绪的问题。因此，我们要多角度去审视个体的心理健康问题。

一、社会因素对心理健康的影响

人是生活在社会环境中的个体，是社会环境中的一部分，社会环境中的各种因素会影响个体的心理健康。可能影响到干部心理健康的社会因素主要包括工作压力、家庭关系、社会环境、负性生活事件或者危机等。

1. 工作压力

压力也称为应激，是个体在某种环境刺激作用下由于客观要求和自身的应对能力不平衡所产生的一种适应环境的紧张反应状态。适度的压力可提高人的警觉性水平，有助于应付各种环境变化的挑战。但长时间、超负荷的应激状态则会损害人的心身健康，影响到个体的情绪、认知和行为，而认知和行为继而又会影响到情绪和压力状态。随着经济、社会的快速发展，党和国家对干部提出了更高的标准和更多的要求。工作节奏加快、工作量繁重、工作难度大、绩效考核与公众监督带来压力、工作与家庭的冲突、晋升困难、人际关系复杂等都可能是干部工作压力大的原因。

（1）压力影响情绪

长期过大的压力会使个体出现焦躁、愤怒、易激惹、忧虑等情绪，也会出现沮丧、悲观、失望、抑郁等情绪。我们在日常生活中可以观察到，某些人可能很容易因为某件小事情就暴跳如雷、不耐烦，或者经常感觉到耗竭感、疲惫感、无力感、委屈等。压力会刺激人体释放特定化学物质，比如皮质醇与去甲肾上腺素，抑制个体的思考能力，并增强反应倾向，进而导致焦虑、抑郁情绪，并导致冲动性、攻击性行为的发生。压力也可能扰乱大脑的奖赏环路，导致个体很难获得愉悦感，进而产生抑郁情绪等。

（2）压力影响认知

长期过度的压力会使人的认知偏倚，表现为思维狭窄、自我评价低等，也会使认知功能受到损害，比如记忆力减退、注意力集中困难、认知效能较低等。日常生活中我们会发现在压力很大的时候，思考问题和解决问题的能力也有所减退,经常忘事;此外,也可能会觉得当前工作中的难题没有解决之道,工作效率降低等。这种负性的认知模式继而会对情绪造成负面影响,也会使压力更大。

（3）压力影响行为

长期过度的压力会对个人的行为有负面影响,比如会有回避行为、冲动行为、攻击行为,也会影响人的生活方式,比如暴饮暴食、过量吸烟饮酒、睡眠不佳等。在日常生活中我们会发现在有压力的时候,不想外出、不想与人说话和打交道,想躲起来,不想上班;也会偶尔有一些急躁的行为,比如发火等。这些可能都是压力带来的负面影响,这些负性行为继而影响情绪,也会使压力更大,形成恶性循环。

2. 家庭关系

"天下之本在家",家是个人躲避风浪的港湾。如何调整好工作与家庭之间的关系,是领导干部面临的课题。无论在工作和生活中,了解自我的价值特点,不过分追求完美,增加心理弹性,善待自己和家人,将家人作为自己资源的一部分,兼顾安家立业平天下的责任。

（1）童年经历的影响

心理学家埃里克森曾说:"从成年期开始,人除了完成自己本身的成长任务,其实还肩负着另一个巨大使命:去补完童年缺失的品质,让自己成为一个更完整的人。"如果将个人比作一棵树,那么家庭就是树成长的土壤,童年就是树的根系,只有根系足够发达,树才能够生长得好,并能够抵抗环境中的不良侵害。童年的经历孕育出个人的性格特点和对自我的认知。而每一个人的童年对家庭是高度依赖的。客体关系理论大师温尼科特认为"过得去,刚刚好"的母亲是重要环境因素。一个自身充满幸福感的母亲更可能拥有一个感到幸福的孩子;幸福的代际传承手段就在于母亲的权威型教养方式。教养方式按照"关爱"和"控制"两个维度分为四种:①权威型,既能传递温暖、关爱,也能教导孩子知道为人处事的标准;②专制型,则是冷冰冰的控制,会增加孩子攻击同伴的可能;③宽容/放纵型,可能会溺爱出一个"刁蛮小皇帝",出现适应障碍;④忽视/回避型,则会影响孩子与父母的依恋关系,使孩子更易出现情绪障碍和问题行为。父母关爱越多越会降低青少年患有抑郁、进食障碍、行为障碍、社会恐惧症和酒精使用的风险;父母控制越强越会增加青少年患有抑郁和焦虑、进食障碍、品行障碍、酒精使用的风险。父母的暴力则会增加儿童的攻击性与品行障碍。

童年的经历,对个体人格的形成、自我认同和对世界的认同都会产生极大的影响。形成对自我的核心价值观通常会出现两类偏好:偏重社会性价值观和偏重成就性价值观,会影响日后对自我的评价。偏重于社会性价值观的人注重人际方面,包括人际关系、人际交往,希望别人喜欢自己、接纳自己、爱自己,希望成为一个特别好的人。当出现应激时,偏重于社会型的人会忽略自己,看中别人,优先选择付出自己为代价,所有的行为都在寻找别人的接纳,甚至不惜放弃自己的人生目标,作出让步,去与别人建立亲密关系。当出现心理冲突导致情绪问题时,常见的对自我的偏差信念为:我不被喜欢,没人爱我,我是不受欢迎的,我是坏人;当其坚信这一信念时情绪问题会加重。偏重于成就性价值观的人更看中并渴望自己获得成就、自主权、控制权,把一件别人做不好的事情做好对于他们来说最重要。在出现应激且自己有选择权的前提下,要完成所有的事情,强调成绩,而不是建立人际关系。当面对压力时容易给自己贴标签:我没有能力,我不好,导致情绪低落。这种自我价值受成长经历的影响,是一个以连续谱方式呈现的,每个人都在某个点上,有人会更偏重于某一边。如果靠近连续谱的中间,两方面愿望都强烈,任何一方面都会影响他。个体越易感越没有安全感,很多生活事件会激活对自我的负性信念,给自己贴上很多标签,造成情绪困扰。

（2）家庭和亲密关系的影响

在婚姻家庭生活中,个人的应对模式也受到自幼家庭模式的影响。特别是在夫妻矛盾、亲子关系和与两个家庭之间的关系出现矛盾冲突时,个体的应对方式如果得不到配偶或家人的理解,就容易产生压力,影响情绪。干部不但肩负着繁重的工作,同时也是家庭的"中流砥柱",这种双重责任有时会面临冲突,导致心理困扰。有调查显示,作为干部,家人和周围人对其会有较高要求,除了要扮演好工作中的角色,还要扮演好家庭中的角色,但很难公私兼顾。一方面,干部工作繁忙,工作竞争和职务竞争压力让他们喘不过气来;另一方面,作为家庭的重要支柱,他们又承担着改善家庭生活环境、提供家庭物质和精神生活保障的任务。在这样的双重压力下,容易出现顾此失彼的现象。

追求完美的信念会产生心理冲突,一些女干部容易出现内疚心理,认为自己是个好领导,但不是好妻子、好母亲。男性领导干部工作压力大,工作任务重,无暇顾及妻儿,如果得不到家人的理解,会导致家庭关系不和谐,甚至出现危机。家和才能万事兴,家庭冲突作为一种压力来源,会带来很多消极的影响,会给干部造成巨大的心理压力,带来许多生理心理上的不适症状,如工作效率低下、职业倦怠、缺勤和离职、生活质量以及心理健康水平下降等。

3. 社会环境

社会环境是指人类生存及活动范围内的社会物质、精神条件的总和。社会环境的构成因素众多而复杂，与心理健康密切相关的，包含经济、文化等。

（1）经济变化的影响

经济危机时期，抑郁人数、酗酒人数等都会大幅增加。有学者曾比较 2008 年全球金融危机前后 54 个国家的自杀率，发现 27 个欧洲国家和 18 个美洲国家的自杀率都明显升高；而欧洲 15~24 岁男性的自杀率升高了 11.7%，美洲 45~64 岁男性的自杀率升高了 5.2%。然而，在经济危机中，在民众最需要心理治疗时，财政往往会裁减对心理服务的预防、筛查、治疗投入。健全社会保障制度和提升社会福利，为民众提供"安全网"，至关重要。我国自杀人数在近 20 年间呈下降趋势。研究者认为这与我国经济较快发展，农村居民生活水平普遍提高，农村妇女外出务工获得经济地位有关。

（2）社会文化的影响

良好的社会文化对心理健康起到积极的作用。目标导向型文化会让社会中有更多忙碌奔波型的人。在传统的中国文化中，我们只褒奖成功的人，而不是正在努力的人。比如，在家庭教育中，孩子如果成绩全优，家长就会给予奖励；在职场中，如果当期工作表现好，就会得到奖金；在历史中，更是成者为王。当干部习惯于关注下一个目标的过程，会常常忽略"沿途的风景"。一个心理压力的谬论是，当下的心情不好，是因为还不够成功。然而，如果干部在取得世俗意义的成功后，依然感觉不到快乐，就会更加空虚，易出现心理问题。

社会文化还会影响干部对心理问题的接纳与正视。心理治疗与咨询服务有助于减少干部的心理压力，然而许多人却不愿意就医。由于对心理问题的病耻感和受歧视感，一旦有了心理问题，会担心自身被贴上消极标签或被赋予刻板印象，比如不值得信任、危险以及愚笨。因此，在与别人交流时，他们会更加不自信，对他人有较强的防御性心理，甚至避免与他人交流，隐瞒自己的疾病治疗信息。这些应对方式会使得干部表现出孤立、意志消沉以及烦恼忧伤，甚至导致在职业前途、婚姻家庭中的失败。一部分领导干部自身认为必须保持或表现出"绝对健康"的心理状态，才能符合组织要求和社会期望，还有一部分领导干部认为若自己出现心理健康问题，自己的工作能力、决策水平将受到质疑，自己的政治生涯将受到影响。殊不知，心理健康与心理问题之间是以动态的方式存在的，没有绝对的心理健康，也没有绝对的心理不健康。小疾不治，大病难医。对心理问题的"掩耳盗铃"，既让自身失去了心灵保健的时机，也会影响组织的工作。

4. 负性生活事件和危机

重大疾病、亲人离世、灾难性事件等会给干部的生命历程带来重要转折，给干部心理带来强烈的冲击。社会大环境、大变迁、大事件也有可能造成群体性的心理影响。

（1）躯体疾病的影响

当谈论心理问题时，身心共病是第一个需要被考虑的因素，严重的躯体疾病会引发人的心理压力。如患有甲状腺功能亢进症的人可能会出现亚躁狂症；患有慢性疼痛的人可能同时长期失眠；刚生产完小孩的妇女可能会面临更高的抑郁风险；经历过创伤性脑损伤的人，更易采取自杀的方式结束生命；癌症患者也可能觉得生死未卜、人生无望，在确诊患癌后的第一个月内，患者的自杀风险是常人的 3.5 倍。

（2）哀伤事件的影响

经历配偶或父母突然离世的人，可能一蹶不振：要求逝者的一切东西必须原样保留，不允许他人触碰，并无限期暂停以前热衷的社交活动与爱好，追忆美好往事成为生活重心……这被称为"延长哀伤障碍"，是亲近的人去世引发的病理性哀伤反应，且此类哀伤反应往往与其所处的社会或文化环境不符。

哀伤是丧失引起的一种反应，能够对人造成生理、情绪、认知和行为上的反应。生理反应如头疼、心悸、气短、体重减轻等；情绪反应如震惊、伤心、悲痛、痛苦、绝望、内疚等；认知反应如健忘、注意力不集中、混乱、自责等；行为反应如多梦、失眠、哭泣、寻找丧失的人或物、与人疏远等。

处于强烈哀伤之中的人会出现上述一些症状，他们往往认为自己出了问题，因为感觉跟平常不同，所以担心自己可能得了身体或精神上的疾病。其实，上述的这些反应在经历剧烈的哀伤时很常见，并会随着时间的推移而慢慢消失。然而，如果丧失超过了 6 个月，还存在以上的许多反应，并且反应强度和对生活的影响持续不减或反而加重那就需要引起重视了。

个体哀伤体验及哀伤表达的影响因素

第一，与死者的关系。关系越亲近，哀伤的反应会越大。

第二，死亡或丧失特征。是突然丧失还是渐渐丧失，是出乎意料的丧失还是能够预期的丧失。

第三，哀伤者的人格特征。会影响哀伤的表达及对丧失处理方法的选择。

第四，与哀伤者自己的年龄和死者的年龄有关。

第五，丧失者对于哀伤和哀悼的期望。有些人是担心自己一旦不再哀伤就会忘记逝者，是对逝者的背叛。相反，有些人认为我不应该伤心难过，我应该坚强。这两种想法可能会阻碍一个人哀伤的顺利度过。

第六，性别在哀伤中扮演很重要的角色。在大多数文化背景下，男人被认为应该有勇气，有控制力，更具有理性而不是感性，并能够承受压力，可能会让男性需要更长的时间走过哀伤。还有哀伤者的信仰和价值观，围绕死亡的风俗和处理哀伤的仪式等都是影响哀伤的因素。

重大丧失后，一个人生活的方方面面都会发生改变。走出哀伤所需要的时间因人而异。一般而言，亲人去世后半年，哀伤反应会逐渐减轻。对有些人而言，"哀悼永远不会结束，只有随着逝去的岁月减轻"。绝大多数人不需要任何干预就可以走出哀伤。所以，要给自己一些时间，逐渐投入新的关系，建立新的生活，短期内避免做重大的决定。

(3) 灾难事件的影响

重大灾难性事件也与心理健康高度相关。在灾难事件发生前，人处于平衡状态，会感觉生活都在自己的控制中；一切都是可预测的；世界总体上是相对公正和公平的；生活有意义、有价值；人是坚强的，不脆弱的。对生活这样的信念其实是"安全感错觉"，但它会为人提供安全感。

当灾难事件发生时，所谓的"安全感"被打破，个体会感到无能，没有充分的能力来改变事实。这时第一个本能反应是求生反应，表现为没有痛感，意识清晰，身体非常强壮而灵活，为逃跑或搏斗做好了充分的准备。但如果恐惧程度非常高，会出现动弹不能，这是过度恐惧后的"木僵"反应。随之便进入脆弱状态，有两类典型的表现，一种是侵入性的画面、观念或情绪爆发等，一种是回避、麻木反应。具体的症状有很多：一点声音就会吓得跳起来的惊吓反应，不停地说话，画面、声音和气味在脑中不停地闪现的侵入反应，噩梦、失眠，难以集中注意力，对外界环境非常敏感、惊跳反应，不信任他人，焦虑、容易发火、愤怒，为自己的行为自责，头痛、疲惫、肌肉紧张，甚至情绪错乱，感觉被疏远，情感淡漠、抑郁,不能记起灾难过程等。

　　一般来说,严重的危机要经过 1~2 个月才能完全恢复。如果长时间不能从危机状态中出来,则会出现严重的心理障碍,其中,创伤后应激障碍是灾难性事件后最值得关注的心理障碍。创伤后应激障碍是突发性、威胁性或灾难性生活事件导致个体延迟出现和长期持续存在的心理障碍,也叫延迟性心因性反应,表现为再度体验创伤,并伴有情绪的易激惹和回避行为。不仅是经历灾难事件的受灾人群,参与灾难救援的干部、医护人员、军人、记者等都是创伤后应激障碍的高危人群。

救灾中的县长

　　某县发生了突如其来的地震,损失惨重。刘副县长震后几乎天天在现场开展工作,组织救援,慰问群众。然而,很少有群众知道,他的母亲也在这次地震中离开了。他是个孝子,但更是一位领导干部。他掩饰自己的痛苦,觉得自己只要全心投入工作,就可以少去想或不去想不好的事情。于是,在震后几个月里,他很少回家,把自己的工作日程安排得满满当当,几乎天天都处在高强度的工作任务中。由于救援工作进展顺利,县里的整体工作又恢复了秩序。刘副县长的工作还受到了上级的表彰。他也总算能松口气。然而,这一个月来,他总感觉提不起劲儿来。白天工作时,他时常走神,仿佛又回到了地震发生时的那一天,看到那个失去父亲的小男孩在哭。有的时候,他身体一惊,以为是余震,准备冲出办公室。晚上,他也开始经常被噩梦惊醒,醒来时满头是汗。刘副县长回想起当时省里派来的心理医生曾跟他说过一个叫"创伤后应激障碍"的词。于是,他掏出手机,拨通了那个医生的电话……

　　重大生活事件和危机既能带给人心灵创伤,也可以促使人获得心智的成长。逆境和危机可以让人更珍惜自己的人生价值,对生命的意义有更多的理解,甚至发现人生新的道路。危机还可以让人意识到周围人的价值,更加珍惜与家人、朋友和同事的关系。危机还可以带来原本不存在的新机遇。另外,战胜危机,可以让干部意识到自身的韧性与坚强,从而提升自我的效能感。艰难困苦,玉汝于成。困境可以磨炼人,可以培养人的逆商,屡败屡战,越挫越勇的人往往才是长久的成功者。由此可见,重大事件造成的影响会因个人对困境的看法,对百折不挠的信念的坚持而不同。

逆境中成长

晚清名臣曾国藩在年轻时曾对自己的文才十分自负。然而,他六考秀才不中,最后一次还被主考官评价为"文理浅薄",仅以佾生注册。第二年,他再次应县试,虽然考上了,却是最后一名。咸丰元年(1851年),已是翰林的曾国藩在向咸丰帝做工作汇报时,由于插图画得丑陋不堪,被满朝大臣嘲笑。咸丰四年(1854年),在靖港兵败后,甚至跳水自杀未遂,受到江西全省官绅的鄙夷和耻笑。咸丰五年(1855年)在九江兵败后,他坐船被俘,受到全省官员的排挤。然而,曾国藩在每次挫折后,都选择不断自省,完善自我。当他弟弟曾国荃因为官场不顺而精神焦虑、日日失眠时,曾国藩在家书中写道:"吾生平长进全在受挫受辱之时。"

（4）自杀的影响

在全球范围内,自杀是全年龄段的20个主要死亡原因之一。每年超过80万人死于自杀,相当于每40秒就有一个人死于自杀。

每一个生命的离去都意味着有人失去了自己的伴侣、孩子、父母、朋友或同事。每一个人自杀,就约有135人会因此而处于沮丧或者深受其影响。这表示每年大约有1.08亿人受到自杀行为的严重影响。自杀行为包括自杀死亡,也包括自杀意念和自杀未遂。自杀未遂是自杀死亡的25倍,有严重自杀意念的人更多。生活中,遇到亲友自杀是严重的负性生活事件,会给其周围人带来诸多负面影响,这种影响可持续几年、几十年,甚至一生。负面情绪主要包括:

1）哀伤

有些个体会经历亲人离世的痛苦、难受和悲哀等居丧的情绪,这种痛苦程度比亲友死于其他方式的更严重,持续时间可能更久。

2）自责

有些个体会认为没有尽到责任而导致亲友自杀,会反复思索如果自己能做点什么,亲友就不会自杀等,因此内心充满了自责和内疚。

3）羞愧

由于对自杀的歧视,有些个体会因亲友自杀而感到丢脸和羞愧,这种情绪会使个体回避与他人交往。

4）被抛弃感

有些个体会感到被自杀的亲友所抛弃,产生孤独感、挫败感和失落感。

5）愤怒

有些个体对自杀的亲友产生愤怒的情绪，认为他们不该选择这样的方式；也可能会对他人产生愤怒情绪，认为他们本可以阻止自杀的发生等。

这些感受往往交织在一起，使个体沉浸在各种负性情绪中，难以摆脱，给个体带来持久的创伤。

除了负性的情绪，亲友自杀还会导致其周围人负面的行为，表现为不健康的生活方式，比如睡眠时间不足、饮食不规律、酒精滥用、过量吸烟等，此外还体现在自我封闭和孤立。干部会因羞愧、自责等诸多负性情绪而不愿与人沟通和交流，也不愿与人互动和交往，完全封闭自己。

亲友自杀也会导致其周围人自杀风险的增加，这可能源于对自杀的认同和模仿，或者由于亲友自杀而导致抑郁情绪，或者不良的应对方式，继而增加了自杀风险。

如何识别自杀危险

1. 谁有自杀的危险

目前还不能准确地预测谁会自杀，但是当一个人在同一时间段内有以下几种表现时，他／她自杀的危险性就高：

（1）心情忧郁或抑郁。

（2）近期，特别是最近两天，有严重的负性生活事件。

（3）近1个月生活质量很差。

（4）长期的生活、工作或心理压力。

（5）既往有过自杀行为，亲友或熟人有过自杀行为。

2. 怎么知道谁要自杀呢

对于绝大多数经受巨大的心理痛苦而想自杀的人来说，自杀前常常会出现以下的一些迹象：

（1）言语上的征兆

1）直接向人说：

"我想死。"

"我不想活了。"

2）间接向人说：

"我所有的问题马上就要结束了。"

"现在没有人可以帮助我。"

"没有我,他们会过得更好。"

"我再也受不了了。"

"我的生活毫无意义。"

3) 谈论与自杀有关的事或开自杀方面的玩笑。

4) 谈论自杀计划,包括自杀方法、日期和地点。

5) 流露出无助或无望的心情。

6) 突然与亲朋告别。

7) 谈论一些易获得的自杀工具。

(2) 行为上的征兆

1) 出现突然的、明显的行为改变(如中断与他人的交往或出现很危险的行为)。

2) 抑郁的表现。

3) 将自己珍贵的东西送人。

4) 频繁出现意外事故。

5) 饮酒或吸毒的量增加。

如何帮助有自杀危险的人

帮助有自杀危险者,你需要做到以下几点:

(1) 保持冷静和耐心倾听。

(2) 让他们倾诉自己的感受。

(3) 认可他们表露出的情感,不要进行评判,也不试图说服他们改变自己的感受。

(4) 询问他们是否想自杀:"在你痛苦、绝望的时候想到要结束生命吗?"

[注:询问一个人有无自杀念头不但不会引起自杀,反而可以拯救生命。]

(5) 不要轻视,当他们说要自杀时应认真对待。

(6) 如他们要你对其想自杀的事情给予保密时,不要答应。

(7) 让他们相信可以获得所需要的帮助,并鼓励他们寻求这些帮助。

(8) 说服其相关人员共同承担帮助他们的责任。

（9）如果你认为他们当时自杀的危险性很高，不要让其独处，要立即陪他们去心理健康服务机构或医院接受评估和治疗。

（10）刚刚出现自杀行为（服毒、割腕等）的人要立即送到最近的急诊室进行抢救。

5. 生活方式

运动、社交活动、睡眠习惯、饮食习惯也是心理健康的相关因素。

（1）运动与心理健康关系密切

运动可以使身体分泌产生欣快的、幸福的"内啡肽"。即便是每周 10 分钟的锻炼都可以带给人幸福感的提升。成功的领导者往往通过运动平衡工作与生活。"万里长江横渡，极目楚天舒。"据资料记载，毛泽东爱好游泳，一生曾游过长江、湘江、珠江、邕江、赣江、钱塘江、北戴河等。但是，并非任何的日常身体活动都有助于心理健康。一项对 98 篇文章进行综述评价的元分析文章揭示，休闲类身体活动和通勤类身体活动都有助于保持心理健康、预防心理疾病，工作类的身体活动可能会带来心理疾病，家务类的身体活动与心理健康的关系并不密切。

（2）优质的社交与心理健康关系密切

当积极心理学创始人之一的克里斯托弗·彼得森被问及用两个字来描述积极心理学是讲什么的，他回答说："他人。"孤独者很少获得积极的情绪体验。他人是人生低潮最好和最可靠的解药。优质的社交包括以下几个组成成分：真诚、尊重、倾听、自由。与家人、朋友、同事的互动是缓解压力、寻求社会支持的重要方式。微笑型抑郁患者因为需要在公开场合"伪装"自己，所以会避免任何可能的长时间互动，或者干脆找借口杜绝社交。

（3）良好的睡眠习惯有助于心理健康

睡眠是心理健康的重要指标。睡眠紊乱是抑郁症的重要前兆，也是抑郁症的一个重要症状，这主要包括比平时睡太多或是睡太少。一项针对 50 余万名 30~79 岁中国人的研究显示，少于 6 小时睡眠的人的抑郁风险是每天 7~9 小时睡眠的人的抑郁风险的 2 倍多；每天睡眠时间超过 9 小时的人的抑郁风险是每天睡 7~9 小时的人的抑郁风险的 1.5 倍。

（4）饮食与心理健康也存在一定的关系

不健康的饮食可能是抑郁的诱发因素，同时与冲动等人格特质相关。此外,有的干部在心情低落时,会大量进食,因为会让自己觉得"内在很满",从而填补内心的"空"。酗酒、吸烟等方式虽然常常被用来缓解压力,但是这种减压方式往往会带来不良后果。有研究表明,过量含糖饮料和食物的摄入也会增加心理健康问题的发生率。

二、生物因素对心理健康的影响

大脑就像一台精密的仪器,管理着人们的心理和生理活动。以前人们误以为心脏是产生心理的器官。现代科学研究已经证明,心理是脑的功能,脑是心理活动赖以产生的物质基础,是心理活动的主要器官,但只有脑结构并不能独立的产生心理活动,心理活动还有赖于整个神经系统的作用。那么就从脑的结构、情绪调节通道、自主神经系统、神经 - 内分泌 - 免疫网络、神经递质、激素等了解生物因素与心理健康的关系。

1. 生来复杂的大脑结构

大脑是人体的一个器官,它比世界上最高级的电脑还要复杂和充满奥秘。人脑重约 1.4 千克(约 3 磅),它分为左脑和右脑。左脑和右脑通过胼胝体相连接。胼胝体实际上是一束神经组织,使两个半脑发生联系,使记忆和学习的传输活动得以实现。

按照马克林的三重脑模型的观点将人类的大脑简单作了 3 层结构区分,以很好地解释大脑的结构。将大拇指放在掌心,握住拳头,并在一起,双手就好像是大脑模型。四个手指是大脑皮质,相当于理性中枢,各种思维、逻辑判断推理等都和大脑皮质有关,又称"理性脑"。大拇指相当于是边缘系统,是情绪调节中枢,又称"情感脑",喜怒哀乐都和这个中枢中的杏仁核有关;手腕以下就是中脑和脑干,是人的生命中枢,又称"生命脑",脑干里面有心跳中枢、呼吸中枢、气温调节中枢、进食中枢等。(图 2-1)

大脑皮质从前到后可分为四个区域"额叶、顶叶、颞叶、枕叶。"额叶分为前额叶,是情感调节中枢,与情绪关系最为密切,其后下部为后额叶,是运动性言语中枢;顶叶是躯体感觉中枢;颞叶的后下部是听觉性言语中枢;枕叶是视觉中枢,负责图像的接收和解释。一般来说,大脑皮质的左右两侧分管相对侧的感觉,但嗅觉除外。

大脑左右两个半球分管不同的活动,在 98% 以上的成年右利手者中,左半球专管对语言的处理和语法表达,如词语、句法、命名、阅读、写作、学习记忆

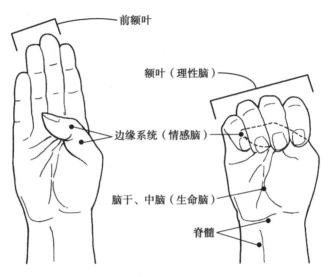

前额叶

额叶（理性脑）

边缘系统（情感脑）

脑干、中脑（生命脑）

脊髓

图 2-1　三脑模型

等。而右半球与空间技巧相关,如对三维形状的感知、空间定位、自身打扮能力、音乐欣赏及歌唱等。右半球还可理解一些口语及印刷的词。可以认为左半球是科学性的,而右半球是艺术性的。

2. 情绪的双通道调节

大脑有两个通道来调节情绪。通常情况下,人的神经系统发出冲动与大脑皮质记忆网络连接,在化学介质的调控下产生欲望兴奋。这种冲动传播到大脑皮质相关记忆网络,决定对刺激的应对方式,这是"长路"调节。如有了抑郁、恐惧、压力后,冲动刺激传到大脑皮质,经过大脑皮质认知加工,开始思考、判断,然后作出反应,这是慢反应,是后天学习的心理适应,是通过认知调节的,启动"长路"应对模式来调节我们的压力与情绪,产生的效果比较具有建设性。

另一种是进化形成的本能的反应,不经过大脑皮质的认知加工,是自动化的短渠道,这是"短路"调节,是快速的、本能的反应。特别是在紧急情况下,我们会启动自动化的"短路"应对模式,虽然很快作出反应,但容易导致"短路"现象,如发火、冲动、失去理性。(图 2-2)

3. 自主神经系统

神经系统由中枢神经系统和外周神经系统组成。外周神经系统中自主神

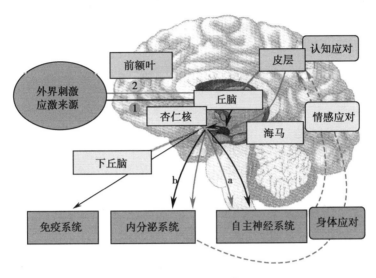

图 2-2　双通道调节

经系统与情绪关系最为密切,人在情绪状态下会有明显的生理反应。自主神经可以自主调节五脏六腑的功能,又称为植物神经系统,可根据功能特点分为交感神经和副交感神经,前者具有唤醒机体并调动机体能量的功能,如心跳加快、呼吸急促、血压升高等,当机体处于紧张活动状态时,交感神经活动起着主要作用。后者主要维持机体安静时的生理需要,多数扮演休养生息的角色,如心跳减缓、血压降低、消化腺分泌增加等,以使机体储备能量,维持能量平衡。交感神经作用与副交感神经作用相反,就像车辆的油门和刹车,配合不协调,很容易出现问题。(图 2-3)

4. 神经—内分泌—免疫网络

人体是开放的生命系统,在受到各种环境影响时仍能维持机体的稳定性,使生命系统维持内部的高度有序,并在多变的环境中保持其特定的结构,甚至在环境条件变化时取得自己所需要的物质、信息和能量,以完成自身的保持、自我更新、自我修复,也就是人的生命系统的自动调节机制。人体内有一个调节控制系统,即"神经—内分泌—免疫网络",现已证明神经系统通过神经内分泌、神经递质、神经肽类组成下丘—垂体—靶腺轴与交感神经、副交感神经系统对淋巴器官产生调控作用,使神经内分泌系统和免疫系统之间构成了完整的调节环路,适应外环境变化而不断进行自我反馈调节,以达到内环境稳定。如果在持续的压力下,内部环境的稳定性会被打破,则可能会导致免疫功能下

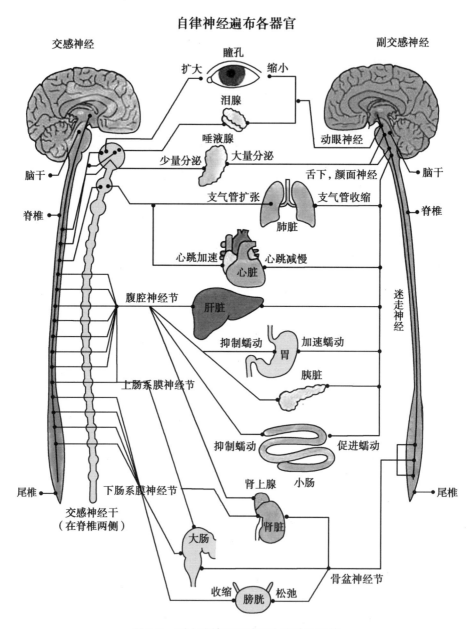

图 2-3 副交感神经系统和交感神经系统

降,对于变异、突变的癌细胞不能及时被发现和消除,就会发生肿瘤。压力不但和抑郁有关,还和肿瘤、心脏疾病等慢性病有关系,所以我们要学会应对好压力。(图 2-4)

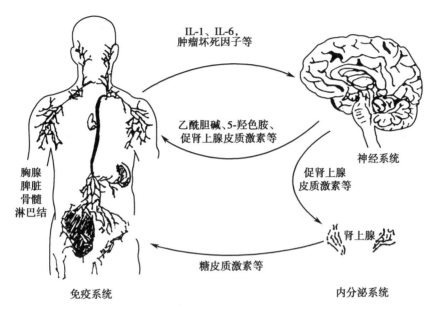

图 2-4　神经—内分泌—免疫系统之间相互作用示例

5. 神经递质

脑内信息传递的基本过程是以神经冲动的形式(电冲动)在一个神经元中传导,又通过化学物质实现了神经元之间的传导,这些在神经突触传递中担当"信使"的特定化学物质,就是神经递质,简称递质。

脑内重要的神经递质包括:乙酰胆碱、儿茶酚胺、5-羟色胺(5-HT)、氨基酸递质、多肽类神经活性物质等。

脑内神经递质在正常情况下维持着一个平衡,这个平衡与我们的心理健康息息相关,而一旦这个平衡被打乱,就可能会出现各种各样的心理疾病,例如临床上常见的抑郁症、精神分裂症、强迫症、社交恐怖、广泛性焦虑障碍等。

目前最广为认可的是中枢神经系统 5-HT 功能主要为稳定情绪,抑郁症患者常具有 5-HT 功能低下。当中枢神经系统 5-HT 功能低下时,同时伴有去甲肾上腺素(NE)功能低下,则出现抑郁症;若同时伴有 NE 功能过高时,则出现躁狂症。可以说 5-HT 功能低下是抑郁症的易感因素。具有调整 5-HT 和 NE

功能的药物可以起到抗抑郁的作用。

在对精神分裂症患者的治疗过程中发现,抗精神病药物能有效控制精神症状,多巴胺(DA)受体是这些药物作用的重要靶受体之一。而精神分裂症神经递质及受体的研究主要是通过神经精神药物而展开,有研究认为精神分裂症的起病机制是社会心理因素刺激杏仁核兴奋,引起强烈的情感体验,并激活中脑边缘 DA 能通路,促进边缘系统 DA 能神经元(主要为 D_2 受体)脱抑制性兴奋,引起幻觉、妄想等阳性症状。

6. 激素与心理健康的关系

激素对人类的繁殖、生长、发育、各种其他生理功能、行为变化以及适应内外环境等都能发挥重要的调节作用。一旦激素分泌失衡,便会带来疾病,也会引起情绪问题。

雌激素和孕激素都能在女性体内自然产生,一旦缺乏会明显造成郁闷情绪或抑郁。女性在产后、月经期间和绝经前后比较容易抑郁,这都与激素分泌失衡有关。

大约有 80% 的新手妈妈会在产后出现一定程度的抑郁症状,这与分娩后的激素水平骤然起伏变化有直接关系。大多数情况下,激素会在数周内恢复到正常水平,并且抑郁症状也会随之消失。大约有 15% 的女性会经历严重产后抑郁症,这也与激素分泌失衡有关,并且需要就医治疗。

绝经期(也称更年期)女性也容易抑郁,其中约 10% 的人会患抑郁症。女性体内的雌激素水平在停经后会骤然下降,容易导致抑郁,而在绝经期采用激素疗法的女性不太容易患抑郁症。虽然目前尚不清楚女性绝经期的激素分泌与抑郁之间的直接关系是什么,但大量此类病例的激素治疗后效果明显,可在一定程度上证明恢复正常的激素水平有助于抵御抑郁。

激素与抑郁还通过甲状腺联系在一起。甲状腺调节人的激素分泌,有些抑郁症患者被认为与甲状腺功能障碍有关。抑郁和甲状腺疾病有类似症状,而激素疗法也能调节甲状腺功能以及与抑郁有关的行为。

心理疾病会遗传给后代吗

当心理受到困扰时,这个问题常常会随之让人们产生困惑。那么,心理疾病是遗传疾病吗?是基因出现了问题才导致患上心理疾病的吗?

来自牛津大学的 Elaine Fox 教授和得克萨斯大学奥斯汀分校的 Chris Beevers 做的大量研究认为：心理健康遗传学与认知偏差需要进行联合研究分析。Beevers 教授说："当人们有一定的负面思想认知偏差时，他们更容易患精神疾病。"很多研究显示，有关基因可能使人们容易导致心理不健康。

以抑郁症为例，虽然抑郁症可能不会通过基因遗传，可是抑郁症的确存在明显的家族集中性。抑郁症的发生与遗传因素有较密切的关系。家系调查发现，抑郁症患者的亲属患本病的概率比一般人群的概率高出 10~30 倍，而且血缘关系越近，发病的概率越高。关于对抑郁症所导致的自杀死亡的研究也得出了相似的结论。研究资料表明抑郁症患者有阳性家族史者高达 40%。

上述现象说明抑郁症与遗传因素有关，但仅能说明抑郁症有一定的"遗传倾向性"，它与遗传还是有本质的区别。我们认为这种遗传倾向性是家族内部之间行为和意识上的互相影响，这种影响最直接的体现是父母在孩子成长过程中潜移默化的影响。

抑郁症会不会遗传？从心理社会发病因素来解释：大多数人抑郁症的产生都和其成长经历有密切的关系。抑郁症患者中，有些在幼年期因父母培育不当、家庭环境不良，而形成素质缺陷和性格障碍。对于同样的心理刺激，大多数人是有耐受力的，而有的人却会发病。因而上述症状被认为是在人格缺陷基础上的心理反应形式。

综上所述，可以将抑郁症的发病理解为：基因的遗传易感性和环境因素（包括家庭环境、社会环境等）、性格基础等多因素综合作用而形成。

参 考 文 献

1. Alexander B K, Beyerstein B L, Hadaway P F, et al. Effect of early and later colony housing on oral ingestion of morphine in rats. [J]. Pharmacol Biochem Be, 1981, 15(4): 571-576.

2. Bandura A, Ross D, Ross S A. Transmission of aggression through imitation of aggressive models. [J]. J Abnorm Soc Psychol, 1961, 63(3): 575-582.

3. 塞利格曼. 持续的幸福[M]. 杭州: 浙江人民出版社, 2012.

4. 宋俏珈,张建新,张金凤. 公务员的心理健康状况及与应酬压力、职业倦怠感、生活满意度的关系[J]. 中国心理卫生杂志,2014,28(04):288-292.

5. 文宏. 政府组织文化、组织沉默与公务员职业倦怠:有调节的中介模型[J]. 山西大学学报(哲学社会科学版),2018(04):106-115.

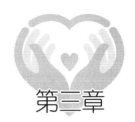

第三章

心理素质:建造强大的内心城堡

一、心理素质的重要性

海伦·凯勒与莎莉文

海伦·凯勒在年幼时因高烧而失明及失聪,她的脾气变得非常暴躁。家人认为长期这样下去也不是办法,便替她请来很有耐心的家庭教师莎莉文小姐。莎莉文了解到海伦·凯勒的父母不忍看她做错事被惩罚的模样,在她做错事的时候都会给她糖吃,为此导致她脾气暴躁。所以莎莉文要纠正海伦·凯勒的父母这些错误行为,并且与海伦·凯勒建立互相信任的关系。莎莉文认为光是懂得认字而不能说话,仍然不方便沟通。但从小又聋又盲的海伦,听不见别人说话的声音,也看不见别人说话的口型。为了克服这个困难,莎莉文替海伦·凯勒找了萨勒老师,教导她利用双手去感受别人说话时口型的变化,从而学习说话。尽管非常艰巨,不过,海伦还是做到了。

海伦在莎莉文老师的熏陶和耐心教导下,作出了改变,她利用仅有的触觉、味觉和嗅觉来认识周围的环境,努力充实自己,进一步学习写作。后来,当她的第一本著作《我的一生》出版时,立即轰动了全美国。在她的《假如给我三天光明》中,更是表达出了她坚强、乐观和向上的精神,而这一切都该归功于她心理素质提升后,对生活新的认识。海伦·凯勒在老师的帮助下认识自我、体验生活,从而提升心理素质,建立了永不言弃的信念和坚持不懈的意志,创造出生命的奇迹,书写出人生的华章。

现代人也是如此。同样的知识储备,心理素质不同,考试的成绩不同;同样的技能储备下,心理素质不同,决定着航天员能否进入太空去完成使命;同样技术水平的足球运动员,在点球时,心理素质不同,射门的命中率也不同。在日常生活中,心理素质表现在人们生活、工作、学习的方方面面。良好的心理素质是人们心理健康的保障,是幸福生活的源泉,是智慧人生的必需品。

一个人的心理素质提升了,这个人的生活品质会得到提高;一群人的心理素质提升了,这群人的整体生活品质也会提高。

目前,中国特色社会主义进入新时代,新时期的干部面临着前所未有的挑战。良好的心理素质、充足的心理能量能催生优秀的干部,提升干部群体的心理素质和胜任力,进一步解决"人民日益增长的美好生活需要和不平衡不充分的发展之间的矛盾",助力在 21 世纪中叶建成富强民主文明和谐美丽的社会主义现代化强国。

俗话说,众人拾柴火焰高。我们的干部,要以优良的心理素质,在这个承前启后、继往开来的新时代,踏实主动、埋头苦干,创新思维,锐意进取,勇于攻坚克难;提高工作能力,增强工作胜任力,进一步增强执政本领,成为处理各种复杂矛盾的行家里手,与新时代共同成长,共同发展,心往一处想,劲往一处使,为党的事业、人民的利益添砖加瓦,个人潜能得到最大限度发挥,生命价值得到最佳体现。

1. 素质的概念和内涵

素质是个体在先天基础上,受后天家庭、社会、环境等因素影响而形成的身心品质与状态水平。

心理学家将素质描述为以下几点:①素质的形成是先天生理基础与后天环境交互作用的结果。②素质不是一成不变的,而是不断形成和发展的,是存在于动态的发展过程中的。③素质具有相对稳定性,形成什么样的素质,在一定的阶段内对人将具有长期的影响效应。

各种资料对素质的解释不同,但都有一点是共同的,即素质是以人的生理和心理实际作为基础,以其自然属性为基本前提的。也就是说,个体生理和心理成熟水平的不同,决定着个体素质的差异,对素质的理解要以人的身心组织结构及其质量水平为前提。素质是个体完成一定活动与任务所具备的基本条件。

2. 素质的要素

每个人的素质都是一个整体,在这个整体中,是由多个部分组成的。按照

不同的维度,素质有以下几种构成要素:

(1)生理素质、心理素质和社会素质

马克思关于人的全面发展的理论认为:人的全面发展是人的体力和脑力两方面的自由和谐的发展。生理素质即体力,是指人的解剖生理特征,即身体结构、形态、神经系统和感官系统所具备的条件,表现为体形、体态、体能等。心理素质即脑力,是指人的感知觉、注意力、记忆力、想象力等智力因素与意志、情感、气质、性格等非智力因素的统一整体。

社会素质是人的整体素质中的另一重要组成部分,指的是组成这个社会的人群普遍的修养程度、进步程度、文明程度、道德程度,以及精神状态的总和。反映了这个社会的发育程度和现代化程度。

(2)生理素质、心理素质和社会素质的关系

1)生理素质是基础,是心理素质和社会素质的物质基础和载体。

2)心理素质是素质结构中的核心、中介,起到了桥梁作用,它影响生理潜能的发挥,决定着社会化素质的发展水平。

3)社会素质处于最高层,对生理素质、心理素质起到了主导作用,决定了素质整体发展的方向。

这样的素质结构揭示了人从生物性向社会性发展的进程,反映了社会性是人的本质属性。

3. 心理素质的结构

心理素质是一个人的性格品质、心理能力、心理动力、生理性动机及心因性行为的综合体现。它们共同组成广义的心理素质的内在结构,这五个方面紧密联系、互为基础和条件。

(1)性格品质,是指人在自身态度和行为上所表现出来的特征。

性格品质是一个人对现实的稳定的态度,以及与这种态度相应的,习惯化了的行为方式中表现出来的人格特征。一个人助人为乐,是他性格的特性,别人遇到困难他会毫不犹豫地去帮助别人。而一个自私自利的人,他遇事总是先为自己打算,甚至会作出损人利己的事情。性格品质,是在后天生活环境和社会实践中逐渐形成的,一经形成便比较稳定,但是并非一成不变。性格品质处于心理素质最基本的位置。

(2)心理能力,主要是指一个人在认知和心理适应方面表现出来的能力。

心理能力是完成一项目标或任务所体现出来的综合素质。影响能力发展的因素,历来就有遗传决定和环境决定的争论。一个人的"天赋素质""先天

禀赋"是与生俱来的遗传因素；环境与教育的条件，决定了在遗传的基础上，能力发展的具体程度。智力水平的高低并不是决定一个人成就大小的唯一因素。实际生活中，智商高而成就低、智商低而成就高的例子也不少见。智力水平，是一个人创造成就的基本条件，但是，除去智力水平这一条件外，机遇和一个人的性格品质也是极为重要的条件。心理能力是心理素质的直接体现，是主干成分。

（3）心理动力。

以精神分析为代表的心理动力学派，对待出现心理问题的个体，强调挖掘潜意识里的一些情结、内在的一些冲突、未完成的一些愿望，将潜意识里的情节上升到意识，症状没有了存在的理由，症状消失，问题就解决了。根据心理动力学的观点，行为是由强大的内部力量驱使或者激发的。"动机是激发个体朝着一定的目标活动，并维持这种活动的一种内在的心理动力。"动机是在需要的基础上产生的。

（4）生理性动机，也叫内驱力，是由生理需要引起的，推动个体为恢复机体内部平衡的唤醒状态。

如人饿了需要吃饭，渴了需要喝水；动机也可以由外部环境条件引起，在外部诱因的作用下，即使机体内部并没有失去平衡，也会引起活动的动机。如：名誉、地位等社会因素。情绪也具有动机的作用，如：积极的情绪会推动人去设法获得某种对象，消极的情绪会促使人远离某种对象。由个体内在需要引起的动机叫内在动机，在外部环境影响下产生的动机叫外部动机。心理动力是心理素质中最活跃、影响最直接、最全面的因素。

（5）心因性行为。

心因性行为是一个人现实行为表现的组成部分。如果心理素质良好、心理健康，那么适应的心因性行为就增加，被动服从的行为就会减少。心因性行为表现则是心理健康状况的晴雨表，是狭义心理素质高低的外显标志。

4. 心理素质的评价指标

（1）具有充分的适应能力。

（2）能充分地了解自己，并对自己的能力作出适度的评价。

（3）生活的目标切合实际。

（4）不脱离现实环境。

（5）能保持人格的完整与和谐。

（6）善于从经验中学习。

(7) 能够保持良好的人际关系。

(8) 能适度地发泄情绪和控制情绪。

(9) 在不违背社会利益的前提下,能有限度地发挥个性。

(10) 在不违背社会规范的前提下,能恰当地满足个人的基本需求。

5. 提升心理素质的重要性

在充满竞争、复杂多变的现代社会中,每个人可能会遇到各种各样的矛盾。在"鱼和熊掌不可兼得"的两难选择中,拥有良好的心理素质,就可以从容应对生命历程中不可避免的挫折和打击,就可以在相互冲突的价值观念和生活方式中进行明智的选择和理性的取舍。

(1) 支持作用

人遇到问题能够解决问题是生活的常态。强大的心理素质对干部的工作、生活、学习起支持作用。当遇到问题或者矛盾时,能理智地应对困境;善于从失败中汲取经验;制订克服困难的计划,并按计划去执行;对自己取得成功的能力充满信心;专心于工作或学习以忘却不快等,这些应对方式都需要心理素质的支撑。

(2) 促进作用

在日常生活中常常看到这样的现象:一个人先轰轰烈烈地做事,不久却销声匿迹了。做成事情,只确立目标动机是不够的,实现目标需要意志行为的支持,克服重重困难,最终才能实现目标愿望。心理素质在这个过程中起着一个强有力的促进作用。

(3) 保健作用

在现代社会,信息量大,人们普遍焦虑和紧张。提升心理素质,放松自己,不但能提升健康水平和生命质量,也会影响寿命;一个放松的人,更容易吸引别人,更能有效地把握真正的机会,创造成果。

二、提升心理素质的主要途径

1. 自我意识训练

(1) 自我意识定义及其意义

自我意识是对自己身心活动的觉察,即自己对自己的认识。具体包括认识自己的生理状况,如身高、体重、体态等;心理特征,如兴趣、能力、气质、性格等;以及自己与他人的关系,如自己与周围人的相处,自己在社会的位置与作用等。增强个体洞察自己的能力,对自我的行为进行调节和管理。自我意识的成熟是个性基本形成的标志,是个体社会化的结果,同时,自我意识的形成和发展又进一步推动个体的社会化。

自我意识在人的心理发展过程中是循序渐进的,与自我认识、自我体验和自我调控是相互影响、相互制约的。心理素质的提升,可以促进认识自我、评价自我、体验自我和调整自我,促使自我意识的健康发展。

(2) 自我意识训练内容与评价

自我认识在自我意识系统中具有基础地位,属于自我意识中"知"的范畴,其内容广泛,涉及自身的方方面面。对我们进行自我认识训练,重点放在三个方面:第一,自我观察,让个体能认识到自己的身体特征和生理状况。第二,自我分析,认识到内心的心理活动及其特征。第三,自我评价,认识到自己在团队和社会中的地位及作用。

1) 自我评价

自我评价是自我意识发展的主要成分和主要标志,是在认识自己的行为和活动的基础上产生的,是通过社会比较而实现的。受自我评价能力的限制,往往不是过高就是过低,大多属于过高型。因此,要提高个体的自我评价能力,应学会与他人进行比较,通过比较作出评价。还应学会借助别人的评价来评价自己,学会用一分为二的观点评价自己。由于自我评价是自我认识中的核心成分,它直接制约着自我体验和自我管理,所以,对个体进行自我意识训练,核心应放在自我评价能力的提高上。

2) 自我体验

自我体验是主体对自身的认识而引发的内心情感体验,是主观的我,对客观的我所持有的一种态度,如自信、自卑、自尊、自满、内疚、羞耻等都是自我体验。自我体验往往与自我认知、自我评价有关,也和自己对社会的规范、价值标准的认识有关,良好的自我体验有助于自我管理的发展。进行自我体验训练,使个体有自尊感、自信感和自豪感,不自卑、不自傲、不自满。

3) 自我管理

自我管理是自己对自身行为与思想言语的管理进行自我认知、自我体验的训练。目的是进行自我管理,调节自己的行为,使行为符合群体规范,符合社会道德要求,通过自我管理,调节自己的认识活动,提高学习效率。

为提高个体自我管理能力,重点放在个体促使自我转化上,即由外控型向内控型转化。在个体自我约束能力较低时,常常在外界压力和要求下被动地从事实践活动。借助于外部压力，发展自我管理能力，使个体的行为能力得到提升。

2. 潜能开发训练

潜能开发就是用有效的方式开发、挖掘自身的内在潜力。如危急时刻，急中生智，智慧会突然千百倍地迸发而出；绝处逢生，力量会突然千百倍地涌流而出。潜能的动力深藏在我们的深层意识当中，也就是我们的潜意识，是人类原本具备却忘了使用的能力，这种能力我们称为"潜力"。

（1）听觉刺激法

当个体感到恐慌、害怕、缺乏自信时，大喊几声，就像举重、搏击运动员在比赛场上的呐喊一样，吼一吼，可以帮助个体恢复力量。声音的力量可以影响个体的信念，带来积极的行动。当个体播放"潜意识录音带"时，可能没太在意播放的词句、声音，但这些积极、正面、自我确认的词句，混合在音乐和自然声中，不经意间，已经从听觉器官（耳朵）进入到个体的潜意识之中。这个过程，没有经过个体意识的分析，已经输入了积极、自我确认的正面词句，将个体以往的负面信念偷偷转换。信念积极了，人生也随之更加积极。

（2）视觉刺激法

可以在房间建立一块梦想板，把自己的预设目标画成图片，剪下来，贴在梦想板上。天天看，可以天天刺激个体的潜意识，创造条件，逐步实现梦想。

（3）观想刺激法

潜意识蕴藏着个体有意无意、感知认知的信息，自动排列组合分类，并产生一些新的意念。大脑有想象的能力，让个体先做一个想象，在脑海引导出你所希望的场景画面，同个体存在的负面思想和信念进行替换，通过反复的观想暗示，逐步改变自我意象，树立积极信念，促使自我产生积极的行动，达到预定的目标。

（4）催眠激发潜能

催眠术在身体潜能开发方面的应用大致包括三个方面，即消除疲劳、挖掘潜能和调整状态。疲劳包括身体疲劳和心理疲劳。值得强调的是，在许多情况下，身体疲劳是由心理疲劳所引发或加重的。因此，经过心理暗示训练，可以消除心理疲劳；经过心理暗示的调节作用，也可以缓解身体上的疲劳。催眠师在催眠过程中发出暗示的指令，"在催眠状态中，你已经美美地睡了一觉，醒来以后，你感到疲劳已完全消除，你感到精神特别振奋。"受训者醒来以后，明显有这样的感觉。借助于催眠的力量来消除疲劳的方法，在经常做自我催眠的个体当中,得到了最为广泛的运用。让那些在紧张的工作中感到疲惫不堪,但又没有办法长时间停下来休息的个体,经过十几分钟的自我催眠后,又变得精力充沛起来。以焕然一新的面貌,投入到新的工作或者活动中去。这种方法,也被运用到参加比赛的运动员身上,利用一场接一场的比赛间隙,进行调整,效果颇佳。

3. 情绪管理训练

情绪管理是指通过研究个体和群体对自身情绪和他人情绪的认识、协调、引导、互动和控制,充分挖掘和培植个体和群体的情绪智商、培养驾驭情绪的能力,从而确保个体和群体保持良好的情绪状态,并由此产生良好的管理效果。

情绪管理的方式是用对的方法,用正确的方式,探索自己的情绪,然后调节自己的情绪,理解自己的情绪,放松自己的情绪。

(1) 心理暗示法

从心理学角度讲,就是个人通过语言、形象、想象等方式,对自身施加影响的心理过程。自我暗示分消极自我暗示与积极自我暗示。积极自我暗示,在不知不觉之中对自己的意志、心理以至于生理状态产生影响。积极的自我暗示,令个体保持愉悦的心情、乐观的情绪、充足的自信心,从而调动人的内在因素,发挥主观能动性。心理学上所讲的"皮格马利翁效应"也称期望效应,简单来说:个体期望什么,就会得到什么。成功的人都会培养出充满自信的态度和必胜的信心,相信好的事情和结果一定会发生。

与此同时,个体可以利用语言的指导和暗示作用,来调适和放松心理的紧张状态,使不良情绪得到缓解。心理学的实验表明,当个人静坐时,默默地说"勃然大怒""暴跳如雷""气死我了"等语句时心跳会加剧,呼吸也会加快,仿佛真的发起怒来。相反,如果默念"喜笑颜开""兴高采烈""把人乐坏了"之类的语句,那么个体的心里也会产生一种乐滋滋的体验。由此可见,言语活动既能唤起人们愉快的体验,也能唤起不愉快的体验;既能引起某种情绪反应,也能抑制某种情绪反应。因此,当个体在生活中遇到情绪问题时,应当充分利用语言的作用,用内部语言或书面语言对自身进行暗示,缓解不良情绪,保持心理平衡。比如默想或用笔在纸上写出下列词语:"冷静""三思而后行""制怒""镇定"等。实践证明,这种暗示对人的不良情绪和行为有奇妙的影响和调控作用,既可以松弛过分紧张的情绪,又可用来激励自己。

(2) 注意力转移法

注意力转移法,是指个体避开引起不良情绪反应的情境,把注意力转移到其他事物上去,或者去从事其他的活动,达到将不良情绪暂时搁置的目的,是一种情绪调整方法。当出现情绪不佳的情况时,需要把注意力转移到使自己感兴趣的事情上去,如:外出散步、看电影、看电视、读书、打球、下棋、找朋友聊天等,使情绪平静下来,在活动中寻找新的快乐。这种方法,　方面中止了不良刺激源的作用,防止不良情绪的泛化、蔓延;另一方面,通过参与新的活动,特别是参与感兴趣的活动,增进个体积极的情绪体验,达到调整情绪的目的。

(3) 适度宣泄法

个体情绪的过分压抑,会使情绪困扰加重;适度宣泄,可以把不良情绪释放出来,使紧张情绪得到缓解,达到轻松状态。因此,遇到不良情绪时,最简单的办法就是"宣泄"。宣泄一般是在私人空间或知心朋友之间进行。采取的形式有的是用过激的语言发泄、抱怨;有的是向亲朋好友倾诉自己的委屈;有的是设法消耗自己的体能,爬山、跑步、唱歌;有的是约上三两好友吃顿饭;有的是去逛街购物;有的是去图书馆看书;有的是自己下厨给全家人做一顿好饭等。不良情绪一旦发泄出来,心情也会在不知不觉中变得平静。

(4) 自我安慰法

当个体遇到不幸或者挫折时,为了避免精神上难以承受的痛苦或者不安,可以尝试着找出多种有利于自身健康的,合乎内心需要的理由,来说明或者辩解。心灵的奥妙之处,对自我的心理安慰,有自动的防御机制。如,考试考砸了,是考题太难了;如,上班迟到了,是路上堵车了;这种外归因的方式,对于帮助人们在大的挫折面前接受现实,保护自己,避免精神崩溃是很有益处的。人们经常用"胜败乃兵家常事""塞翁失马,焉知非福""坏事变好事"等词语来安慰自己、安慰他人。自我安慰的方法,可以帮助个体摆脱烦恼,缓解矛盾冲突、减轻焦虑、抑郁等不良情绪。但要达到个体的自我成长,也需要与不良情绪在一起,需要从中体验,总结经验、吸取教训,将失败变成成功之母,唤醒希望,让内心更加强大,使个体的情绪更加稳固与安宁。

(5) 交往调节法

人生在世,无论在工作还是生活中,都会遇到大大小小的不顺心、不如意的事情,从而产生烦恼。有了烦恼,个体能够及时地自我消化、自我解决当然是个好事。如果烦恼暂时化解不了,并且感到百转愁肠。此时,能主动地找亲朋好友聊一聊、谈一谈,也许会"柳暗花明又一村"。交往谈心的过程,一方面是在谈话交往中受到了启发,发现了解决问题的办法,这叫环境线索的作用;另一方面,良好的人际交往,谈心聊天能使个体获得友谊、抚慰、温暖、博爱、能量，总之是个充电的过程，获得理解、支持、肯定，获得信心，具有积极的作用。

（6）情绪升华法

没有人会祈求困境和挫折的到来，因为它给人带来心理上的压抑和焦虑。善于心理自救的人，却能把这种情绪升华为一种积极向上的力量，走向对他人、对自己、对社会有利的方向，在获得成功的同时，也消除了困境和挫折带来的压抑和焦虑。古代的文王、仲尼、孙子、韩非、司马迁等，之所以万世传颂，就在于他们在灾难性的心理困境中，以升华拯救了自己，也为人类作出了巨大贡献。化挫折失败为动力，从心理困境中奋起，做生活的强者。

4. 意志培养训练

（1）意志的定义

意志是有意识地确定目的，调节和支配行动，并通过克服困难和挫折，实现预定目的的心理过程。受意志支配的行动叫意志行动。

意志行动是有意识、有目的的行动，而且意志行动的目的是要通过克服困难和挫折才能达到的。有些行动是习惯性的、无意识的，如爱眨眼、爱抖腿，这样的行动不是意志行动，因为它是没有目的的，常常也是无意识的；有些行动虽然有意识、有目的，却是不费吹灰之力、自然而然地完成的，不需要克服多少困难。如吃顿饭、玩会儿游戏，这些行动体现不出人控制自己行动的能力，所以也不算意志行动。只有有目的并且需要通过克服困难和挫折才能实现的，即受意志支配的行动，才是意志行动。

（2）意志培养训练方法

1）从小事开始锻炼自己的意志。

培养意志应该从小事做起，不要以为是小事就不屑注意，恰恰是小事才能反映一个人的意志。高尔基曾说过："哪怕是对自己一点小小的克制，也会使人变得刚强有力。"生活中的小事比比皆是，"勿以恶小而为之，勿以善小而不为"，比如，一个人吃了根香蕉，附近没有垃圾桶，他一直捏着香蕉皮，走了很远，找到垃圾桶，才将香蕉皮投进去。这就是日常生活中的一件小事，也是一次意志行动。从身边的小事做起，从我做起，持之以恒，个体的意志品质就会得到锻炼与提升。

2）完成一些有一定难度，而又力所能及的任务。

任务简单，轻松完成，激发不了个体内在潜能；任务难度太大，无论如何努力也无法成功，则个体自尊受损，自信心受到打击。有意识地去完成一些力所能及,但需要付出很大努力,克服困难挫折,然后才能完成的任务,实现预定目标。也就是俗话说的,伸手摸不着,蹦一蹦或者跳一跳,就能够得着的高度,循序渐进,确定恰当的目标,完成有一定难度的任务,就可以达到锻炼意志的目的。

3) 根据个体意志品质的特点,设计相应的锻炼方法。

不同的人,意志品质有不同的特点,比如,有的人,能承受又苦又累的工作,但却害怕生病打针。有的人对待工作学习孜孜不倦,耐心细致,但对于生活上的许多细节却缺乏耐心。应根据个体的意志特点,设计相应的锻炼方法,进行磨砺,才能达到较好的效果,使之成为意志品质坚强的人。

4) 坚持参加体育锻炼。

长期进行体育锻炼,是锻炼意志品质的好方法。如长跑,没有一定的意志力,是很难坚持跑下来的,还有爬山、游泳、踢足球、俯卧撑、跳绳、打篮球、下围棋等都对培养人的意志力有良好的效果。

三、干部心理素质的核心要素和胜任力

1. 执行力

阿诺德和布鲁诺的差距

阿诺德和布鲁诺同时受雇于一家店铺,拿着同样的薪水。可是一段时间以后,阿诺德青云直上,而布鲁诺却仍在原地踏步。布鲁诺到老板那儿发牢骚。老板一边耐心地听他抱怨,一边在心里想着怎样向他解释清楚他和阿诺德之间差别。老板说,“你去集市一趟,看看今天早上卖的有什么东西。”布鲁诺从集市上回来向老板汇报说,今早集市上只有一个农民拉了一车土豆在卖。“有多少?”老板问。布鲁诺赶快又跑到集市上,然后回来告诉老板说一共有 40 袋土豆。“价格是多少?”布鲁诺第三次跑到集市上问来了价格。“好吧”老板对他说,“现在请你坐在椅子上别说话,看看别人怎么做。”

阿诺德很快就从集市上回来了,向老板汇报说:“到现在为止,只有一个农民在卖土豆,一共 40 袋,价格是××。土豆质量很不错,我还带回来一个给您看。这个农民一个钟头以后还会运来几箱西红柿,据我推测，价格会非常公道，因为昨天他们铺子的西红柿卖得很快，库存已经不多了。我想，有这么便宜的西红柿，您肯定需要进一些货的，所以我不仅带回了一个西红柿做样品，而且把那个农民也带来了，他现在正在外面等回话呢。"此时，老板转向布鲁诺说："现在你知道为什么阿诺德的薪水比你高了吧？"

执行力，通俗地讲，就是"抓落实的能力"。"三分部署，七分执行"，不管决策多好、思路多清，如果不付诸实施，不执行到位，一切都会成为纸上谈兵。执行力包含完成任务的能力、程度、意愿。对于个人而言，执行力就是办事能力；对团队而言，执行力就是战斗力。

（1）执行力的重要意义

习近平总书记反复强调抓落实的重要性，"靠深入调查研究下功夫解难题，靠贴近实际和贴近群众的务实举措抓落实，确保党中央决策部署落地生根"。干部工作的执行力聚集起来，代表着中国共产党的执政能力，决定着人民幸福、党的生存和发展。

（2）如何提高干部执行力

1）以身作则

干部的身体力行，对职工将产生强烈的影响。"给我冲"是分离的，"跟我冲"是在一起的，容易得到"认同"；由此引发的情绪情感不同，产生的行为结果也不同，执行力自然就加强了。

2）树立威信

干部威信的强弱直接决定执行力的高低。有威信的领导可以使人产生一种依赖感和安全感，进而信任他、服从他、跟随他。干部在下属的心目中威信高，下属执行力就会加强。

3）必须务实

职员会受到干部务实工作的影响，从而增强工作的执行力。如果干部踏踏实实做事，那么就会对职员产生比较大的影响，提高工作执行力。

（3）怎样做一个优秀的执行者

1）锻炼完成任务的能力

在完成份内工作的同时，关心团队建设，关心关怀同事、下属的具体工作环境，强调"我们"一起工作，一起突破难点。运用"同理心"，"设身处地"用积极的情绪感染带领大家。

2) 拓展完成任务的程度

面对问题或矛盾时,分清可控与不可控因素。在可控的事物面前,下足功夫,做到极致;在不可控的因素面前,积极转化,打破传统思维,将负向往正向扭转。

3) 增强完成任务的意愿

兴趣、爱好、实现自我是内动力,意义教育、奖金、鼓励是外动力。内外力结合形成合力,激发完成任务的意愿,从而可以实现目标。

4) 提高完成任务的效率

高效不止是个体的高效,而是整个系统的高效。要强化整个系统工作人员的协调配合,提高工作效率。

2. 自控力

越王勾践卧薪尝胆

春秋时期,越国被吴国打败以后,越王勾践为了再图大业,牢记亡国之痛、石室之辱,不让舒适的生活消磨了意志,勾践自我控制,自我制约。他撤下锦绣被,铺上柴草褥,每天吃饭前,先尝一口悬在床头的苦胆,提醒自己灭国的耻辱。他勤政爱民、发展生产、减缓刑罚、轻徭薄赋,休养生息,富国强民。勾践君臣同心协力,发愤图强,国势蒸蒸日上,吴国却一天天走向衰败。经过了近十年的耐心等待,越王勾践终于在长期自制自控之下,在隐忍中慢慢积蓄力量,最后一举复国,成为春秋末期最后的霸主,他的霸业达到极盛,为后人所称道,成就了"三千越甲可吞吴"的佳话!

自控力,即自我控制的能力,是自我的核心功能之一,指个体为了符合社会期望或实现长远目标,发起、维持和调节自身行为的过程,包括对自身的冲动、情感、欲望、思维、行为施加的正确控制。自我控制与广泛的人类行为相关,影响着人类行为的方方面面。如学业和工作表现、饮食和体重控制、性行为、成瘾、人际功能、情绪调节、适应和幸福感、越轨行为以及计划和决策行为等,自控力的强弱对人类生活质量至关重要。

英国大文豪萧伯纳曾经说过这样一句名言:"自我控制是最强者的本能。"这句话告诉我们,真正的强者是能战胜自我的人。人们希望活出生命的意义,成为生活的强者。但是,培养强者的素质需要自我的控制能力。

　　没有自控力，就没有好的习惯，就不容易做成大事。但是自控力是一个相对的范畴，如果一个人时时刻刻都在想控制自己，按照完美的标准来要求自己，那么这个人也容易走向极端。

　　（1）如何拥有自控力

　　1）总结经验，吸取教训。

　　古往今来，多少官吏因为不善于驾驭"欲望"这匹野马，放纵自己的欲望，一次比一次更贪婪地索取，最终落得锒铛入狱的下场。昔日风光无限有几时？今日阶下囚徒空悔恨。尽管无数沉重的事实一遍又一遍地给世人敲响警钟，但身为人民公仆，难以抵制诱惑，放纵自己的贪婪仍然是每个朝代、每段历史都有的现象。贪婪是每个人身上都有的人性的弱点。而今，历史的车轮滚滚向前，改革开放后带来空前的物质大繁荣，面临形形色色的诱惑，我们越来越需要自控。

　　2）训练自控力。

　　自控力的神经生理学基础，是依靠大脑相应脑区的神经网络发挥作用。神经元之间的连结能够通过训练变得更为高效迅速。自控力就像肌肉，过度使用会导致酸乏，而长期训练则可提升肌肉力量。有意识地、适当地训练，可以增强自我控制力。

　　3）从优秀传统文化中汲取自控的力量。

　　习近平总书记在党的十九大报告中指出："深入挖掘中华民族优秀传统文化蕴含的思想观念、人文精神、道德规范，结合时代要求继承创新，让中华文化展现出永久魅力和时代风采。"中华民族的传统文化中沉淀下了祖先们熠熠闪光的人生智慧。作为华夏子孙，汲取传统文化的营养，从传统文化中提升自控的力量，从而增强党的执政能力，是党的干部明智的选择。

　　（2）自控力实践

　　1）情绪自控

　　有情绪是自然现象，遇到高兴的事情会高兴，遇到不高兴的事情会不开心。比如，走出小区踩了一脚狗屎，自然会不高兴，不高兴就嘟囔一句也没什么，但因为踩了狗屎，看见路过的人散步遛狗，就想冲上去追打，那么这时就需要情绪自控了。

　　2）训练自控力

　　及时的自我觉察带来准确的自我认识和高效率的自我管理。在一件事情面前，躯体反应 - 情绪反应 - 行为反应，三者瞬间发生并且完成，使人看起来像是完全不由自主，我们通过自我觉察就有可能由被动变为主动。虽然面对事件时，我们仍然会不由自主地产生各种躯体和情绪反应，但是我们的行为却是可以控制的。通过对躯体反应做自我觉察，进而觉察到自己的情绪，就能及时跟上有效的相继反应，从而不由自主地将可能造成的行为麻烦降到最低。

比如，在上班路上，一辆老年代步车行驶速度特慢还一直挡着你的路，你鸣笛示意，他也不让路，你气顶喉头、呼吸急促，心跳加快、焦躁不安，真想停下来跟他理论一番。这个时候，需要自我觉察一下，因为前边的车挡着你的路，你上班快迟到了，你着急生气了，那么请深呼吸，长出一口气，让意念在这里停留一下：政府开始治理电动车是很必要的，不久的将来这种现象就不再发生或者很少发生。总之，瞬间的意念使焦躁、愤怒的情绪与行为之间的空间拉大，能够让人思索，确定行为和行动，这样就不至于因为情绪无法控制而导致危险行为的发生。

3) 从文化中汲取自控的力量

中华民族有着悠久的历史和文化，要发扬优秀传统文化，继承革命文化，创新先进文化，注重从文化中汲取自控的力量。如"不以物喜，不以己悲"，意思是不因外物的好坏和自己的得失而或喜或悲。单纯喜怒不形于色，只适合于某些特定的时间空间条件。当你有喜和怒的时候，应该找一个合适场所恰当地加以表达。

驴子掉进枯井里

有一天，某个农夫的一头驴子，不小心掉进一口枯井里，农夫绞尽脑汁想救出驴子，但几个小时过去了，驴子还在井里痛苦地哀嚎。最后，这位农夫决定放弃，他想这头驴子年纪大了，不值得大费周章去把它救出来，不过无论如何，这口井还是得填起来。于是农夫便请来左邻右舍帮忙一起将井中的驴子埋了，以免除它的痛苦。农夫的邻居们人手一把铲子，开始将泥土铲进枯井中。

当这头驴子了解到自己的处境时，刚开始哭得很凄惨。但出人意料的是，过了一会儿，这头驴子就安静下来了。农夫好奇地探头往井底一看，出现在眼前的景象令他大吃一惊，当铲进井里的泥土落在驴子的背部时，驴子将泥土抖落在一旁，然后站到铲进的泥土堆上面！就这样，驴子将大家铲倒在它身上的泥土全数抖落在井底，然后再站上去。很快地，这只驴子便得意地上升到井口，然后在众人惊讶的表情中快步地跑开了！

3. 抗挫力

所谓抗挫力,顾名思义,就是人们抵抗挫折的心理力量。人生于世,无论学习、工作或生活,可能会遇到各种坎坷的道路和挫折情境。遭受挫折是不以人的意志为转移的,是难以避免的。当人们遇到挫折时,应当正确地去了解它、对待它。挫折可能是灾难带来的创伤、也可能是幸运带来的成功。但想要穿越灾难、避免失败,抵达成功的殿堂,需要具备足以抵抗暴风骤雨的抗挫力。人们可能因战胜挫折而走向成功,也可能在挫折面前止步不前;可能因挫折磨炼成熟,也可能因挫折失足抱恨;可以经受挫折跨越升华,也可囿于挫折沉沦毁灭。面对挫折,恰当的选择可以造就一个人毕生的事业,错误的选择也可以使人走向歧途。所以,在挫折面前,一个有理想、有抱负、负责任的人,尤其是肩负着国计民生的干部,需要了解、经受、应对挫折,成为能够在挫折中锻炼心智、战胜挫折的人。一般说来,抗挫力强的人,克服挫折的可能性就大;相反,抗挫力弱的人,克服挫折的可能性就小。

（1）抗挫力的要素

1）认知

认知包括三个方面:一是对面临挫折的认知;二是对自我的认知;三是对挫折与自我关系的认知。当挫折来临时,对挫折的认知决定了挫折的内容和性质,对自我的认知决定了挫折的强度,对自我与挫折关系的认知决定了挫折的应对方法。

2）自我调节

对挫折的应对是一个动态的过程,而非静态的动作。因此,当我们应对挫折时,要学会自我调节,从不良的心态向积极良好的心态转变。自我调节决定了挫折应对的效果。

3）科学应对

在应对挫折的过程中,需要讲究科学的方法,不能一味地盲目乐观,也不能放纵之下自暴自弃。通过合理的方式将挫折情绪宣泄和转移,必要时要寻求心理健康专业人员的帮助与指导。

（2）面对挫折的恰当表现

孔子曾有"小不忍则乱大谋"之说。相传唐代张公写有《百忍歌》,其最后几句云:"人生不怕百个忍,人生只怕一不忍,不忍百福皆雪消,一忍万祸皆灰烬。"很明显,容忍挫折,接受挫折,能提高个体的心理耐受力。但容忍力也要是恰当的,当忍则忍,也不是一味容忍。

恰当的对待方式是超越挫折。当个体遭受挫折后,一方面需要接纳挫折带来的影响;另一方面需要面对困境,保持希望,树立信心;化消极为积极,变被动为主动,使挫折事件超越升华。从挫折容忍接纳到挫折超越升华是一个连续的过程,个体的心理素质起着至关重要的作用。

4. 学习力

勤能补拙

相传,清代"扬州八怪"之一的郑板桥,他天资并不聪明,记忆力也不好。但勤能补拙,他就在"勤"字上下功夫。例如,一本书,别人只需看一两遍就可以记住它的内容,但郑板桥不行。于是,他就多读几遍,一些经典的书籍,他还会读上百遍,直到融会贯通,彻底弄懂才肯罢休。他不仅勤于读书,还勤于思考和练习。他常常眼望天空,一动不动地发呆,别人跟他说话,他的回答也常常是答非所问,或前言不搭后语,其实他是在专注地思考问题。正由于他勤奋努力,终于成为清代著名的画家、书法家和诗人。

学习力是一种把知识资源转化为知识资本的综合能力,个体是否有很强的学习力,取决于个体是否有明确的奋斗目标、坚强的意志、丰富的理论知识以及大量的实践经验。学习力也是一种生产力,而且是创造物质和精神财富的原动力。学习力是个体综合素质和竞争力的体现。

1) 学习、学习、再学习。

社会在不断进步,知识在不断更新。"物竞天择"是达尔文进化论的核心;生物互相竞争,能适应的生物,以"适者生存"的方式被环境保留了下来。学习也是相同的过程,逆水行舟,不进则退。大浪淘沙,长江后浪推前浪,做一片永不被淘汰的浪花,做时代的弄潮儿,需要学习、学习、再学习。

2) 在生活中学习。

学习不仅是学书本上的知识,还需要向一切可以学习的人学习,向一切可以学习的事学习。我们不仅要学知识,更要学习运用知识的能力。提倡一种"知识无处不在,学习无时不有"的学习态度。

生活是百科教材,贴近生活、贴近老百姓,脚踏实地在生活中学习,这种学习力是旺盛的,是取之不尽用之不竭的力量源泉。

3) 在实践中学习。

工作就是出现问题并解决问题。新问题、新矛盾,可能随时产生,这就要求广大领导干部,理论联系实际,"一件事接着一件事办,一年接着一年干",定位"新时代",牵住实践的"牛鼻子""自觉地增强道路自信、理论自信、制度自信、文化自信""更加自觉地维护人民利益,坚决反对一切损害人民利益、脱离群众的行为。"深刻领会习近平新时代中国特色社会主义思想的精神实质和丰富内涵,在各项工作中全面准确贯彻落实,在落实中增强学习力。

4) 终身学习,让学习成为一种习惯。

习近平总书记在党的十九大报告中,关于全面增强执政本领时提到,领导十三亿多人的社会主义大国,我们党既要政治过硬,也要本领高强。要增强学习本领,在全党营造善于学习、勇于实践的浓厚氛围,建设马克思主义学习型政党,推动建设学习大国。这就需要党的干部培养学习习惯,让学习成为生活的必需品,让学习成为终身的习惯,成长为党和人民需要的好干部。

5. 沟通力

南橘北枳

晏子将要出使楚国。楚王听到这个消息,对身边的大臣说:"晏婴是齐国的最能言善辩的人,我想羞辱他,用什么办法呢?"侍臣回答说:"在他来的时候,大王请允许我们绑着一个人从大王面前走过。"大王就问:"他是做什么的?"侍者回答:"他是齐国人。"大王接着再问:"他犯了什么罪?"侍者回答:"他犯了偷窃罪。"楚王觉得这是个妙计。

等晏子来到了楚国,楚王请晏子喝酒,喝酒喝得正高兴的时候,两名小官员绑着一个人来到楚王面前。楚王问道:"绑着的人是做什么的?"公差回答说:"他是齐国人,犯了偷窃罪。"楚王看着晏子问道:"齐国人本来就擅于偷东西的吗?"晏子离开座位回答道:"我听说淮南的柑橘,又大又甜,种到淮北,就只能结又小又苦的枳,叶子相似,果实味道却完全不同,还不是因为水土不同吗?同样道理,齐国人在齐国安居乐业,辛勤劳动,一到楚国,就做起盗贼来了,莫非楚国的水土使百姓擅于偷东西吗?"楚王笑着说:"圣人不是能同他开玩笑的,我反而自讨没趣了。"

沟通指信息的传递和交流的过程,是人与人之间、人与群体之间,思想与感情的传递与反馈的过程,包括人际沟通和大众沟通。沟通是一个寻找"知音"的过程,沟通是否有效在于双方是否达到"共鸣"。

(1) 沟通的主要功能

1) 沟通是获取信息的主要渠道。

2) 沟通是思想交流和情感分享的工具。

3) 沟通是满足需求、维持心理平衡的重要因素。

4) 沟通是减少冲突、改善人际关系的重要途径。

5) 沟通能协调群体内的行动,促进效率的提高与组织目标的实现。

(2) 沟通的表现方式

1) 目光

眼睛是心灵的窗户,眼睛是非常有效地显露个体内心世界的途径。人对目光很难做到随意控制,人的态度、情绪、情感的变化都可以从眼睛中反映出来。观察力敏锐的人,能从目光中看到一个真实的心态。但对大多数人来说,准确地观察他人目光的微妙变化是很困难的事情。

2) 面部表情

面部表情是另一个可以完成精细信息沟通的身体语言形式。人的面部有数十块表情肌,可产生极其复杂的变化,生成丰富的表情。这些表情可以非常灵活的表达各种不同的心态和情绪。来自面部的信息,很容易为人们所觉察,但经过训练,人能较为自如地控制自己的表情肌,因而面部表情表达的情感状态,有可能与实际的情况不一致。

3) 身体运动

身体运动是最易被人发现的一种身体语言。其中手势语占有重要位置。正常情况下,个体都会用手势来表达态度和情绪。一些常见的身体运动形式有:摆手,表示制止或否认;双手外推,表示拒绝;双手外摊,表示无可奈何;双臂外展,表示阻拦;搔头,表示困惑;搓手、拽衣领儿,表示紧张;拍头,表示自责;耸肩,表示不以为然或无可奈何。

4) 触摸

触摸是人际沟通的有力方式,个体与他人在触摸和身体接触时的情感体验最为深刻。在日常生活中,身体接触是表达某些强烈情感的方式。

5) 姿势与服饰、妆容

姿势是个体运用身体或肢体的姿态表达情感及态度的身体语言。通过肢体传递信息,也是常见的身体语言沟通方式。服装、化妆、饰品和携带品,也都能透露一个人的情趣、爱好、情感、态度、社会角色等多方面的信息,在人际沟通中发挥重要的作用。

6）人际距离

人际距离是沟通与交往时,个体身体之间的空间距离。由于人们的关系不同,人际距离也相应有所变化。影响人际距离的因素,主要有性别、环境、社会地位、文化、民族等。

一般来说,公众距离 3.6~7.5 米,是在正式场合演讲或其他公共场合沟通时的人际距离,此时的沟通往往是单向的。社交距离 1.2~3.6 米,是彼此认识的人之间的交往距离,商业交往多发生在这个距离上。个人距离 0.46~1.2 米,朋友之间的交往距离;此时人们说话温柔,可以感知大量的体语信息。亲密距离 0~0.45 米,亲人、夫妻之间沟通和交往的距离;在此距离上,双方皆可感受到对方的气味、呼吸、体温等私密性刺激。

（3）培养良好沟通力

戴尔·卡内基在他的著作中不断提到,一个人的成就,85% 决定于与人沟通的能力,而专业知识只占 15%。良好的沟通应该如何培养呢?

1）倾听

正确的倾听能力,是在学习、生活与工作中逐步锻炼与培养起来的。听,不等于倾听。听,只是听觉器官对声波的一种单纯感受,被动地接受信息传递。或许入了耳,但入不了心。倾听则是一种主动的过程,是个体通过眼睛、耳朵等感知器官,接受、吸取和理解对方的思想、信息和情感的过程。

倾听是一种主动的过程。倾听时,保持清醒的头脑,理性的思维,打开各路感知觉通道,感受对方带来的信息;以尊重的、真诚的、谦虚的态度倾听对方的陈述,不轻易打断对方谈话,专注地倾听;用积极关注的姿态,倾听对方谈话的内容;设身处地,站在对方的角度去感受、倾听对方的陈述;注意观察非语言行为,听出对方的弦外之音。

2）表达

干部无论采用哪种讲话方式,都需要发挥适当的讲话艺术:第一,使用清晰明确、统一规范、通俗易懂的语言。第二,控制语速、语气、语调,根据不同的场合作出相应的调整。第三,讲话时自然地使用恰到好处的肢体语言。第四,根据讲话的场合和听众选择适宜的话题。第五,运用生动、幽默的语言吸引听众的注意力。恰当运用语言艺术,对于表达自己的观点、思想和情感,增强沟通效果具有积极的意义。

3）理解与共情

众所周知,与一个理解自己感受和观点的人打交道是非常轻松的。理解的目的是感受对方的动机、需要、兴趣、性格、态度、理想和价值观。只有双方在一个"频道"时，沟通才能发生，才能找到共识。个体与对方有多少共同点，影响着与其沟通的程度。如果缺乏共识的感受，很容易带来误解。误解会使问题变得更加复杂，也使人们面对问题时无从下手。

4）信任与尊重

信任通常被认为是实现良好沟通关系最重要的因素。如果高度信任对方，沟通起来就会顺理成章。尊重是与人交往的基石，尊重他人，既是礼貌，也是自我良好品质的体现。尊重是一个人最好的修养，又是获得对方信任的最佳途径。

6. 共情力

（1）什么是共情力

共情，是人本主义心理学家罗杰斯提出的概念。罗杰斯认为，所谓共情就是能够正确地了解当事人内在的主观世界，察觉到当事人蕴涵着的个人意义的世界，就好像是你自己的世界，并且能将有意义的信息传达给当事人。共情是一种认知和情感状态，是设身处地理解他人的想法，并与他人当时体验到的或将会体验到的感受相似的情绪情感反应。共情既是一种态度，也是一种能力。作为态度，它表现为一种对他人的关切、接受、理解、珍惜和尊重。作为一种能力，它表现为能充分理解别人的心事，并把这种理解以关切、温暖、尊重的方式表达出来。具有共情力的人能够正确了解他人的感受和情绪，设身处地去感受、去体谅他人，进而做到相互理解、关怀和情感上的融洽。

共情是利他行为的基础。具备共情特质的人能切身感受到别人的需要与苦恼，并能在必要时以得体和尊重的方式向他人提供支持与帮助，因此，共情非常有助于健康人际关系的建立。

（2）执政为民需要有共情力

当让一个人用手指摆一个"人"字时，摆的那个"人"字都是从自己的角度看的！我们在看问题的时候往往也是从自己的角度出发的。

社会学家发现，共情力是人的社会化的一个重要环节，而社会化则是一个人发展与成功的前提。一个共情力高的人在看到别人受伤害时，会有心痛的感觉，这不仅会阻止他产生伤害别人的动机，而且会使他及时控制住自己，使事态不至于向更糟的方向发展。从这个角度看，共情是一个社会能够和谐发展的重要条件之一。所以，共情力不仅有助于个人的持续发展，也有助于社会的持续和谐发展。

共情力，是执政能力建设的时代要求。习近平总书记在党的十九大报告中指出:始终坚持全心全意为人民服务的根本宗旨,是我们党得到人民拥护和爱戴的根本原因。这深刻阐明了始终坚持以人民为中心,一切为了人民,一切依靠人民,坚持人民的利益高于一切,是永葆党的创造力、凝聚力、战斗力的关键所在。

共情是群众路线的方向标。只有接受实践的检验才能知道它是不是符合人民群众的利益诉求。在当前群众路线教育实践活动中,要求我们干部能充分共情,充分理解群众,站在群众的角度发现问题、思考问题、解决问题。干部要换到群众的位置上去思考:如果我是群众,我需要什么? 如果我是群众,对党和政府的某一决策是什么态度? ……通过这样的换位思考,群众工作才不会出偏差,才能真正做到为民务实,为人民服务。只有干部对人民群众最大限度的体谅、理解和关心,为他们办实事,才能获得人民群众的理解和关心,才能赢得老百姓的拥护和爱戴,才能更好地增强我们党的执政能力。

(3) 科学培养共情力

"己所不欲,勿施于人。"这是中国古代思想家教育家孔子的名言。指如果自己不希望被人如此对待,推己及人,自己也不要那样对待他人。一方面,自己不喜欢或不愿意接受的东西千万不要强加给别人;另一方面,应该根据自己的喜好推及他人喜好的东西或愿意接受的待遇,并尽量与他人分享这些事物和待遇。西方文化也强调和推崇共情力,基督教中的"黄金法则"说:"你们愿意人怎样对你们,你们也要怎样待人。"这也是共情力原则的体现。

一个人共情能力的高低与他的生活阅历、经验、个人认识、思考问题的方式、心理学的理论学习及技能训练、言语表达的能力和技巧以及他的人格有关。提高共情能力,可以从以下几个方面做起:

1) 增加生活阅历,丰富生活经验。

在日常工作中,作为一名干部,你需要面对不同性别、不同年龄、不同学历、不同职业、不同信仰、不同经历的来访者。如果你与他们的差异太大,对他们的生活完全不了解,就很难做到共情。假设你是一位在妇联工作的知性女士,家庭经济条件宽裕,父母相敬如宾,你就会很难理解一个天天被酒鬼丈夫打骂、浑身是伤的农村女性为什么不放弃自己的婚姻,还对她的丈夫抱有侥幸。因此,我们要尽可能地参与社会生活的不同领域,接触不同的社会人群,拓宽视野,增加生活阅历,丰富我们的生活经验。

2) 保持开放的心态,不以己度人。

保持开放的心态,对任何人都抱有好奇的态度,对其所说的事情不理解时,不用个人已有的经验和认识去揣度他人,不把个人的主观分析、解释强加于人,而是要保持开放的心态,以"三人行必有我师"的谦逊态度,尊重他人,接纳他人。正如人本主义心理学家罗杰斯所说:视自己和他人的生命为一个流动的过程,不封闭、不僵化。

3) 完善自身的人格,悦己纳人。

对他人的共情不仅是一种技巧和方法,更是一个人的人格体现。一个在日常生活中能够尊重他人、关心他人、与他人和谐相处的人,在与人相处的过程中,更容易做到共情。而一个自私、对人冷漠的人,即使受再多的共情力技巧训练,也无法真正共情他人。共情他人,需要不断完善自身的人格。

4) 谦逊懂礼与倾听。

谦逊是既欣赏自己的优点,也包容自己的缺点,不需要做任何过度掩饰。适当的时候善于寻求帮助。当你寻求别人的帮助时,自然就会变得谦卑;将别人的需求摆在第一位,行事的时候多考虑他人的需求。倾听是谦逊与同理心的核心。能够认真地听、专注地听、全神贯注、不打断对方讲话、不做价值判断,努力体验对方的感受,及时给予语言和非语言反馈,做事要耳到、眼到、心到,包容接纳他人、尊重他人。

7. 创新力

米老鼠的诞生

美国的迪士尼曾一度从事美术设计,后来他失业了。原来他和妻子住在一间老鼠横行的公寓里。但失业后,因付不起房租,夫妇俩被迫搬出了公寓。这真是屋漏偏逢连夜雨,他们不知该去哪里。一天,二人呆坐在公园的长椅上,正当他们一筹莫展时,突然从迪士尼的行李包中钻出一只小老鼠。望着老鼠机灵滑稽的面孔,夫妻俩感到非常有趣,心情一下子就变得愉快了,忘记了烦恼和苦闷。这时,迪士尼头脑中突然闪过一个念头。对妻子惊喜地大声说道:"好了! 我想到好主意了! 世界上有很多人像我们一样穷困潦倒,他们肯定都很苦闷。我要把小老鼠可爱的面孔画成漫画,让千千万万的人从小老鼠的形象中得到安慰和愉快。"风行世界数十年之久的"米老鼠"就这样诞生了。

在失业前,迪士尼一直住在公寓里,每天从早到晚都同老鼠生活在一起,并没有产生这样的设想。而在穷途末路、面临绝境的时候出现了这样的灵感,原因何在? 其实,"米老鼠"就是触发了灵感的产物。他说:"米老鼠带给我的最大礼物,并非金钱和名誉,而是启示我陷入穷途末路时的构想是多么伟大! 还有,它告诉我倒霉到极点时,正是捕捉灵感的绝好机会。"就像迪士尼夫妇由小老鼠触发灵感一样,许多意想不到的东西都可以成为触发灵感的媒介物。这一点常常使思考者喜出望外,兴奋异常。

创新力,又称创新能力。创新力按主体分,最常提及的有国家创新能力、区域创新能力、企业创新能力,且存在多个衡量创新能力的创新指数的排名。创新是指科技上的发明、创造。后来用于指代在人的主观作用推动下产生所有以前没有的设想、技术、文化、商业或者社会方面的关系。也指自然科学的新发现。

创新力需要以下5种资源,且彼此关联:

(1) 综合分析能力

1) 跳出传统思维,突破模仿的定势,以新的视角看待问题的综合能力。

2) 对价值的判断和分析能力。当有许多新的想法冒出来后,需要辨认、分析其中哪些想法是有价值的。

3) 付诸实用的能力,即知道如何去说服其他人,如何把握情境,并以自己认为合适的价格把想法"卖"给别人的能力。

这三种能力的汇合也很重要。单独使用第一种综合能力的人常冒出各种新奇的想法,却不一定经得起推敲和付诸实用。只有分析能力而不结合其他两种能力的人,具有强有力的批判性思维。第三种能力占绝对优势的人擅长传播一种想法,而这种想法是否新颖和有价值却有待确证。

(2) 足够的知识储备

美国著名学者泰勒指出:具有丰富知识和经验的人比只有一种知识经验的人,更容易产生新的联想和独到的见解。这种新的联想和独到的见解,就是我们所说的创新能力。从心理学角度看,知识是能力的基础,能力是在掌握知识过程中形成和发展的。从认识论的角度看,社会实践也是一种认识过程,通过实践—认识—再实践—再认识的循环往复运动,人们不断的认识世界,掌握世界,取得进步。广泛的社会科学和自然科学知识的交叉、渗透和融合,在丰富生活经验,扩大知识领域,拓展思维,发展创新活动、增加创新能力中起着基础作用。

(3) 全局性思维风格

高创造性的人具有考虑局部和全局的能力。低创造性的人,多考虑周围事物的部分情况。就像看飞机,只顾着仰望天空,追着飞机跑,却被脚下绊倒了;只看脚下的路,小心翼翼地走,却错过了看到天上的飞机。

(4) 保持好奇心

好奇心是个体遇到新奇事物或处在新的外界条件下所产生的注意、操作、提问的心理倾向。人们已经充分认识到好奇心对于创造、创新、发明等的重要性。几乎所有围绕着创造进行研究的学者,都将好奇心作为创造的基本动力,也将好奇心作为高创造力者重要的个性品质特征。

(5) 支持性外部环境

一个支持性、鼓励创造性的环境,就像一个"生命的孵化器",为生命的良好发育和发展,提供必要的空气、水分和营养;提供适当的温度、湿度等条件;提供各种有利于生命发育发展的优良环境。所以说,有生命力的创新力,需要良好的外部硬环境、软环境等多方面的扶持与服务。发展个体的创新能力也需要所在环境的有力支撑。

8. 洞察力

洞察力的故事

1966 年 7 月,《中国画报》刊登了王铁人的照片。日本人从王铁人头戴皮帽及周围的景象中推断出,大庆地处 −30℃左右的东北地区,大致在哈尔滨和齐齐哈尔之间。1966 年 10 月《人民中国》杂志在介绍王铁人的文章中提到了马家窑,还提到了钻机是人推肩抗给弄到现场的。日本人据此推断出油田与车站距离不远,并从地图上找到了这个地方。接着,又从一篇报道王铁人 1959 年国庆在天安门上观礼的消息中分析出,1959 年 9 月,王铁人还在玉门,以后就消失了。这表明大庆油田开发的时间是 1959 年 9 月以后。1966 年 7 月,日本人对《中国画报》上刊登的一张炼油厂照片进行了研究。照片上没有尺寸,但有一个扶手栏杆。按常规,扶手栏杆高一米左右,他们依此比例推算出炼油塔的内径、炼油能力,并估算出年产量。由此日本人得到了当时我们还极为保密的商业情报,开始与我们进行出售炼油设备的谈判。

日本人能在几乎没有前提的情况下,看出确确实实的"有"来,这实在是一种非凡的洞察力。画报上的一项皮帽子、一个扶手栏杆、一篇国庆观礼的消息,这与当时中国的炼油能力有什么关系呢? 简直是风马牛不相及,但是,日本人从这些在别人看来根本没有联系的事物中找到了必然的联系,从而作为谈判的依据。从这个故事中可以看出洞察力的重要性。

洞察力是人们对个人认知、情感、行为的动机与相互关系的透彻分析,是人的思维意识对事物现象和本质的认知把握能力。通俗地讲,洞察力就是透过现象看本质,就是用心理学的原理和视角来归纳总结人的行为表现。可见,洞察力是一种集观察力、分析力和判断力为一体的综合能力。凭借洞察力,我们能从长远的角度考虑问题、观察形势、权衡利弊、把握机会。洞察力是人类一种重要的素质。洞察力主要包括观察力、分析力和判断力 3 个主要方面:

(1) 观察力

观察力是指大脑对事物的观察能力,是人类智力结构的重要基础。著名生物学家达尔文说过:"我既没有突出的理解力,也没有过人的机智,只是在观察那些稍纵即逝的事物并对其进行精细观察的能力上,我可在众人之上。"俄国生物学家巴甫洛夫在他实验室的墙上,写着醒目的六个大字:"观察,观察,观察! "可见,观察是我们接触世界、理解世界的必经途径。世界上的事务是复杂而多变的,我们要在纷繁复杂的事务中,透过现象认识其本质,需要具有一定的观察能力。观察能力的强弱主要表现在对复杂事务的敏锐度和对各种现象的鉴别力上。

(2) 分析力

分析能力是指把一件事情、一种现象、一个概念分成较简单的组成部分,找出这些部分的本质属性和彼此之间的关系,单独进行剖析、分辨、观察和研究的一种能力。一般情况下,一个看似复杂的问题,经过理性思维的梳理后,会变得简单化、规律化,从而轻松、顺畅地被解答出来,这就是分析能力的魅力。

分析能力包括将问题系统地组织起来,对事物的各个方面和不同特征进行系统地比较,认识到事物或问题在发生时间上的先后次序;在面临多项选择的情况下,通过理性分析来判断每项选择的重要性和成功的可能性,从而决定取舍和执行的次序,以及对前因后果进行线性分析等。

(3) 判断力

判断能力是人在思维的基础上对事物进行分析、辨别、断定的技能和本领。判断能力要求人们对事物作出肯定或否定的明确回答。任何事物只有通过这种能力来揭示其本质,从而决定肯定什么,否定什么。

9. 影响力

(1) 影响力的定义

影响力是指能够左右或改变他人或群体的心理和行为的能力。一般认为是用一种为别人所乐于接受的方式,改变他人的思想和行动的能力。人与人的交往,通常是影响力的较量。

(2) 影响力的作用过程

外部世界的错综复杂往往超出我们的脑力可以应付的程度。当我们做决定时,无法对整个局势的全面因素进行周密的分析,因而便越来越多地把注意力集中到一些比较可靠的、相对单一的特征上,也就是我们通常做事情时,喜欢找可信赖的简便途径。这些简便途径就像是编入计算机的内部程序语言,当按下开机按钮,就会即刻开机一样。通过这些简便途径,我们不需要进行过多的思考,就能作出反应。不管你是有意识,或者无意识的,影响力也就在其间发挥效用。

(3) 影响力提升方法

影响力的提升分两个层面:

1) 自我影响方面,即从自身品格、知识能力、情感因素等方面进行自我修炼提升影响力;可以通过多学习知识,养成积极阳光心态,培养真诚、热情、善良、信任等优良品质。

2) 社会影响方面,学习与借鉴一些心理学原理,如互惠原理、承诺与一致原理、社会认同原理、喜好原理、权威效应等,从社会影响的过程和情境中学习,汲取营养,丰富知识与实践,提升影响力。

(4) 影响力中的互惠原理

互惠是指各方在交换过程中一系列被大家所认可的准则,即一方为另一方提供帮助或给予某种资源时,后者有义务回报给予自己帮助的人。例如在超市中,如果接受了满面笑容的推销员递过来的免费品尝的食品后,很难做到马上转身离去,即使并不是特别喜欢这种商品,往往也会买一点东西。

(5) 互惠原理的心理基础

1) 外在影响,即社会道德潜规则要求人们接收好处的时候要懂得回报,如果没有回报,就可能被其他人谴责。

2) 内在作用,即人们被潜移默化地教导要知恩图报,产生的一种根深蒂固的负疚感和公平感,还有对产生外在影响的可怕后果的担忧,驱使人们去遵守互惠原理。

(6) 互惠原理提升影响力的实践应用

作为干部,在现实生活中,合理运用互惠原理对提升自身的影响力将会大有帮助,在使用中,主要运用如下策略:

1) "欲将与之,必先取之。" 在人际互动中,尽可能多给予别人支持、帮助,同时自己也要"知恩图报"。

2) "以心换心,主动分享。" 尊重对方,分享是人际交往中的一条积极纽带。

3) 不必"锦上添花",但需"雪中送炭"。别人急需之物、困难之时,如果能够给予帮助,更能让人感之于心,为别人搬开脚下的石头,往往是在给自己铺路。

10. 领导力

学雁群飞翔

我们真正希望在组织中看到的,是一群既负责任又能相互依赖的员工。正如同雁群一般,可以看到他们以 V 字形编队飞行,其中的领导权时有更替,不同的雁轮流掌握领航权。

每只雁不论同伴们飞往何处,都能负责行动中的某一部分,依情势所需而变换的角色,可能是带头者、跟随者。当任务转换时,雁群们即调整整个任务结构以适应新情况,就像是它们以 V 字形飞行,但是以波浪形方式着陆。每只雁都会担任领袖之职。

领导力即领导者影响力,指领导者影响、控制和改变被领导者的心理与行为,使之纳入组织活动目标轨道的一种力量。

(1) 领导影响力的构成

领导者的权威是通过影响力的方式发生作用的。领导者的影响力由两大系统构成,即权力性影响力和非权力性影响力。

1) 领导者权力性影响力的构成。权力性影响力,又称硬权力,是指由于社会和组织赋予领导者一定的地位、职务和权力而产生的影响力。这种影响力是以"法定"为支柱的，是一种强制性影响力。

2）非权力性影响力的构成。非权力性影响力，又称软权力，是指由于领导者个人的行为和素质而产生的影响力，它并非领导者专有。

（2）干部要提高行政领导力

行政领导力是指干部担负一定领导职务的能力，是在指挥和管理工作中经常起作用的内在要素，它与一般意义上的能力有本质的不同。领导能力不是单项式，而是集一般能力与特殊能力于一体，是干部的知识、智慧和经验的综合体现。领导能力以领导活动的绩效表现出来，是领导率领、引导和影响群众，在一定条件下实现某种目标的行动过程。

（3）科学提高领导力

1）建立共同愿景

认识自己，有愿景并能指导这种愿景传达出去，在同事间建立信任，通过有效的行为实现这种愿景。

2）鼓励个人愿景

共同愿景是由个人愿景汇聚而成，积极汲取个人愿景，共同愿景才能获得能量。

（4）有效激励能力

信任下属，相互信任是有效团队的显著特征；尊重是最有效的激励手段，尊重会使下属感受到安全、平等，让员工有一种满足感，从而提高工作效率。

马斯洛的需求层次理论将人类的需求分为五层，并将五层需要进行了等级的划分，按层次逐级递升，分别为：生理的需求、安全的需求、归属和爱的需要、尊重的需要、自我实现的需要。马斯洛认为，只有较低层次的需要得到基本的满足，较高层次的需要才会出现。已经满足了的需要会退居次要的地位，不再是行为、活动的推动力量；新出现的需要转而成为最占优势的需要，它将支配一个人的意识，并自行组织有机体的各种能量。当所有较低层次的需要都得到持续不断的满足时，人才受到自我实现的需要的支配。

（5）危机管理能力

危机对于一个组织和政府来说，可能是灾难，也可能是转机。当危机到来之时，作为领导者应是临危不惧、从容应对，要善于驾驭危机，把危机有效地转变为问题突破的机会。这要求干部既要敢于负责又要大智大勇，具有多方面危机决策的素质与能力。

1）当机立断，迅速控制事态的能力。

2）要有过硬的政治素质，敢于负责、临危不惧。

3）需要打破常规，果敢行事的能力。

4）需要循序渐进，准确预测事态发展的能力。

5）需要完成使命，忍辱负重的能力。

领导者作为危机决策和危机管理的核心，往往是各种矛盾的焦点，其承受的压力也是巨大的。因此要求领导者具有强烈的使命意识，在危机处理中能够超负荷工作，有时甚至需要忍辱负重。比如基层干部在受到闹事群众的围攻，甚至由于群众不理解而有过激言行时，要不厌其烦、耐心细致地做群众的工作，要讲究临危处置艺术，力求最大限度地减少损失或负面影响，而不能莽撞从事、激化矛盾。

（6）身体力行，成为榜样

领导力本质上是一个"身体力行"的工作，关键是锻炼领导者自身的良好习惯，修炼和实行自己新的行为方式；需要在工作中抓重点、挑重担。领袖的魅力形成源于身体力行的品格。权力是法定的、外界给予的，而魅力则是领导者自身的品行和素养形成的。高尚的品格会给领导者带来巨大的影响力，使人产生敬佩感、凝聚力，让人模仿、追随。身体力行的干部正是通过吸引、感召、影响、凝聚、亲和等方式统率千军万马，所向披靡。

11. 幸福力

幸　福　之　神

一个 20 岁出头的小伙子急匆匆地走在路上，对路边的景色与过往行人全然不顾。一个人拦住了他，问："小伙子，你为何行色匆匆啊？"小伙子头也不回，飞快地向前跑着，只泛泛地甩了一句："别拦我，我在寻求幸福。"转眼 20 年过去了，小伙子已变成了中年人，他依然在路上疾驰。又一个人拦住了他："喂，伙计，你在忙什么呀？"

"别拦我，我在寻求幸福。"又是 20 年过去了，这个中年人已成了一个面色憔悴的老年人，还在路上挣扎着向前走动。一个人拦住他："老兄，还在寻找你的幸福吗？""是啊。"当他回答完别人的问话，猛地惊醒，两行眼泪掉了下来。原来问他问题的那个人，就是幸福之神，他寻找了一辈子，可幸福之神实际上就在他旁边。

（1）幸福力的定义

幸福力是个体追求幸福的能力。心理学家曾说,幸福是一种深层次的、不可更改的、持续的快乐,是人类行为的终极目的和行为动机的真正本质。幸福力包含:渴望幸福的能力、感受幸福的能力、创造幸福的能力和传递幸福的能力。

（2）幸福力的意义

党的十九大报告指出:中国共产党人的初心和使命,就是为中国人民谋幸福,为中华民族谋复兴。这个初心和使命是激励中国共产党人不断前进的根本动力。作为党的干部,更应该体会到幸福感,幸福与否不仅关系到自身,更关系到党和国家的事业。对于党员干部来说,幸福感不单单是一种抽象的思维意识,一个幸福感强的干部身上会产生无形的正能量,帮助他们调节自我、理性分析、勇往直前。

（3）幸福力的内容

幸福是一个"每个人都知道其含义"的概念。无论年龄、性别、种族,每个人都有一套关于幸福的理论,每个人都能获得基本的幸福感。从地震中死里逃生的人觉得,能活着就是一种幸福;那些躺在病床上的人认为,健康是一种更大的幸福;对于那些憧憬爱情或者缺少亲情、友情的人而言,有人爱就是一种幸福;而如果找到你爱的人并且那个人也爱你,就会是更大的幸福;对于那些无事可做的人而言,拥有一份工作或事业就是一种幸福;而如果所拥有的这份工作或事业恰恰是你所喜欢的,就会是更大的幸福。对于每个人而言,拥有梦想并为之奋斗,其过程将会幸福而充满意义。而一旦能够实现梦想,那无疑是最大的幸福。

（4）干部获得幸福力的方法和途径

幸福感是一种主观感觉,更是一种可以提高的能力,幸福是可以学习的。幸福力是幸福人生的原动力,是经过长期积累的、内在的心理修炼,是获得幸福的一种能力。通过学习幸福的能力,可以获得一种长久的、坚定的幸福感,而不是一种短暂的情绪体验。每个人都有获得幸福的能力,都有能力敲开属于自己的幸福大门。以下是提升幸福力的七条途径:

1）增加成就感

任何一个干部在一个单位和地方工作,都希望能有所成就,都希望地方经济快速发展、群众幸福安康、社会安定和谐。当干部因为干出政绩得到上级肯定、群众认可的时候,就会有成就感,这种成就感会让人感到幸福。比如,铺好一条公路、建好一座桥梁、破解一个难题、破获一起案件、引进一个重大项目、为百姓办好一批好事和实事等,这些都能让干部产生成就感。追求这种成就感是干部不断进取的动力所在,同时也是干部的职责和使命所在。如果主政一方而不能兴一方经济、富一方百姓、保一方平安,那就辜负了党和人民的期望,也不会有个人的幸福。

2) 增强胜任感

胜任感就是能够胜任本职工作,干部所拥有的阅历、能力、知识足够胜任职务,工作起来得心应手,游刃有余,这也会产生幸福感。如果不能胜任本职,工作老是上不去,长期打不开局面,不仅工作会受影响,你的下属跟着你也会觉得脸上无光,心里没底,你自己也会觉得很累很窝囊。而如果能出色地完成各项工作任务,别人没想到的你想到了,别人没做到的你做到了,别人没得到的荣誉你得到了,就会觉得心情舒畅,充满成功的喜悦。

3) 拥有被信任感

普通群众需要被信任,干部也一样。如果不被上级信任、同事信任、下级信任、群众信任,就会感觉很孤立、很憋屈,影响情绪,进而影响工作,影响幸福感。而这种被信任感,必须靠工作和业绩去获得,靠自己的人格和能力去获得。当我们获得这种信任时,工作就会有底气,有冲劲,觉得浑身有使不完的力量。

4) 构建和谐感

建设和谐社会是我们的目标,干部在工作和生活中也会追求一种和谐感。这种和谐感,包括社会和谐,如果所管辖的地方矛盾成堆,问题百出,你连睡觉都睡不安稳,还谈什么幸福感? 包括单位班子和谐,大家工作时是同事,平时是朋友,互相支持,互相配合,就有和谐感。如果班子成员之间闹不团结,互相提防,互相拆台,那就会搞得很累很烦很不顺心,而且影响工作。还包括家庭和谐,如果没有一个和谐温馨的家庭环境,家人对你的工作不支持不理解,就会对你的工作造成影响,幸福感就要大打折扣。

5) 增进安全感

这里所说的安全,并不仅仅指个人的人身安全,更重要的是指干部的廉政安全。常言道,"为人不做亏心事,夜半敲门心不惊"。如果干部能做到严于律己,遵纪守法,就会有安全感;如果做了违法乱纪、以权谋私的事,心里就会不踏实,就没有安全感。

6) 获得健康感

身体是革命的本钱。没有一副好身体,什么事都干不成,再高的职位都没有任何意义。干部工作压力大,工作任务重,更需要有一个好的体魄。

有些干部往往因为工作繁忙，不注意锻炼身体，结果把身体搞垮了。干部既要注意身体健康，也要注意心理健康。心理不健康会带来身体不健康，一定要注意心理调节，祛除阴影，充满阳光，乐观豁达，坦诚平和地待人处事。

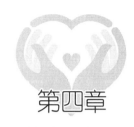

第四章

学会心理调适，维护个人心理健康

近年来,中央在努力推进各个领域的深化改革,打响了扶贫工作的攻坚战,吹响了实现第一个一百年目标的号角,全党干部都感受到肩上的担子艰巨而光荣。同时,作为各级干部,承担着来自各方面的压力,包括超强度的工作负荷、难以预见的职务晋升、复杂的社会关系、各类会议和学习、突发的事件、子女上学、老人养老等。如果不能很好地应对各类压力,可能带来身体和心理上的各种问题和疾病,因此,各级干部都应掌握科学应对压力的方法,预防各类身心健康问题的出现,学会自我心理调适,做自己心理健康的第一责任人。

一、心理健康与压力应对

加拿大生理心理学家 Hans Selye 教授把"压力"定义为"身体对变化需求的反应"。他于 1956 年出版了著名的《The Stress of Life》(生活压力)一书,帮助人们开始认识到日常生活压力对人类身心健康的影响。而且,他后来的研究表明对待压力的态度是影响身心健康的首要因素,特别是认为压力有害的态度,往往导致不能很好应对压力,反而增加了应激,从而对身心健康产生更大的不良影响。所以,如何应对压力,是影响我们身心健康的重要因素。

1. 压力应对的基本机制

导致我们产生压力的外来因素是压力源又称应激源或紧张源,是指对个体的适应能力进行挑战,引起个体产生压力反应的外界刺激因素。压力源作用于我们的身心系统产生应对和压力反应。在压力源作用下,身体的神经、心血管、呼吸、消化、内分泌、免疫等系统,以及心理方面的情感、认知、意志、行为、社会支持等方面都会产生应对,如果应对得好,就能促进我们的发展,应对得不好,就会产生各种身心健康问题,导致疾病,甚至猝死、自杀。

2. 党政干部常见压力源

作为党政干部,具有特殊的社会角色和岗位职责,承担着重要的领导责任,面对特殊的社会环境和人际交往场所,不同级别、不同年代、不同地区具有不同的压力源。2015—2017 年,中国科学院心理研究所国家公务员心理健康应用研究中心,对 3 万余名公务员开展的压力与心理健康的调查表明,干部的压力源主要来自工作任务繁重、人际关系复杂、工作家庭冲突、晋升考核严格、审计问责等。

3. 常见的压力应对资源

在相同的压力源作用下,不同的人有不同的反应,因为每人的应对资源不同。应对压力的主要资源包括身体、情绪、认知、行为、经济、家庭、组织和社会关系等多个方面。

4. 识别压力的报警信号

如何及时识别压力报警信号呢? 在压力下,人体各系统和心理的认知、情感、行为、意志等方面都会作出相应的反应,特别是身体的脆弱系统会产生"报警"症状,当我们能够掌握自身的压力报警时,就能够及时调整应对策略,修养身心,避免出现更严重问题。因此,每个人都应该了解最常见的压力报警信号。

（1）身体报警信号

当感受到压力时,体内会生产皮质醇等激素以及肾上腺素、去甲肾上腺素等压力应激激素。当出现心慌心悸、口唇疱疹、带状疱疹、口腔溃疡、胃胀胃痛、腹泻便秘、胸闷憋气、失眠多梦、头痛头晕、脱发秃发、全身乏力、颈椎腰椎疼痛、月经紊乱、阳痿早泄等症状,或体检时发现高血压、高血糖、高血脂、高尿酸、脂肪肝等异常生理指标时,就是我们的身体在报警。从头到脚,从里到外,不同的人在压力下可以产生不同的反应。(图 4-1)

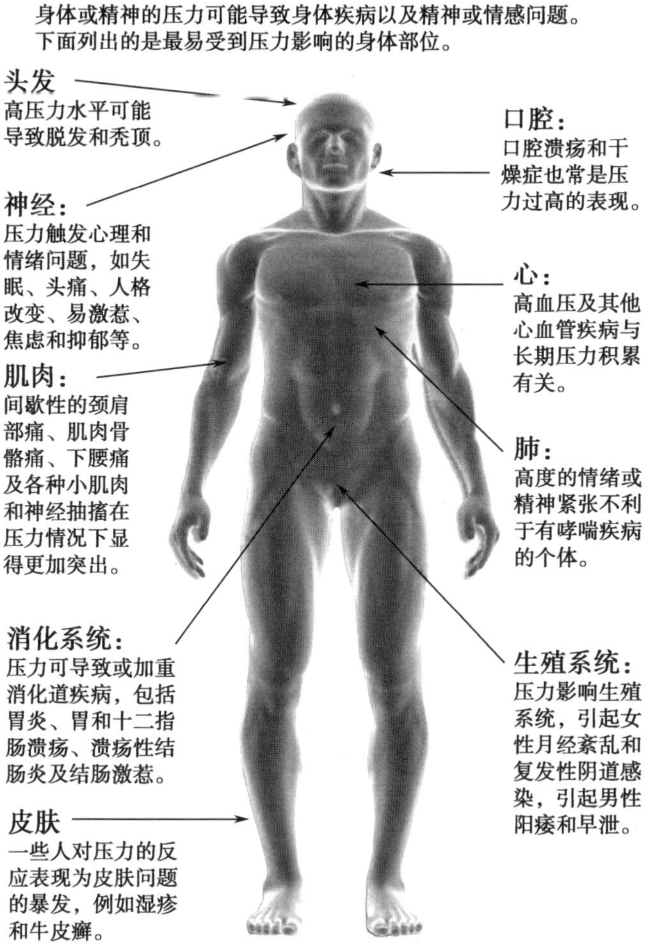

身体或精神的压力可能导致身体疾病以及精神或情感问题。
下面列出的是最易受到压力影响的身体部位。

头发
高压力水平可能
导致脱发和秃顶。

神经:
压力触发心理和
情绪问题,如失
眠、头痛、人格
改变、易激惹、
焦虑和抑郁等。

肌肉:
间歇性的颈肩
部痛、肌肉骨
骼痛、下腰痛
及各种小肌肉
和神经抽搐在
压力情况下显
得更加突出。

消化系统:
压力可导致或加重
消化道疾病,包括
胃炎、胃和十二指
肠溃疡、溃疡性结
肠炎及结肠激惹。

皮肤
一些人对压力的反
应表现为皮肤问题
的暴发,例如湿疹
和牛皮癣。

口腔:
口腔溃疡和干
燥症也常是压
力过高的表现。

心:
高血压及其他
心血管疾病与
长期压力积累
有关。

肺:
高度的情绪或
精神紧张不利
于有哮喘疾病
的个体。

生殖系统:
压力影响生殖
系统,引起女
性月经紊乱和
复发性阴道感
染,引起男性
阳痿和早泄。

图 4-1 压力的影响

(2) 心理报警信号

最常见的反应是情绪,压力大时会出现焦躁不安、情绪低落,感到郁闷不开心,有时会唉声叹气。另外,还可以出现认知功能下降,表现为注意力不集中,记忆力下降,丢三落四,思维能力下降,甚至影响工作状态,引起工作效率下降,导致工作失误。压力下还会出现某些行为问题,如吸烟增加、饮酒增加、出现拖延行为、退缩行为;有些人在压力下会出现不耐烦、发脾气、易激惹、容易冲动,这些行为将影响人际关系,特别是家庭关系、亲子关系。

二、自我心理调适的基本原则与技术

1. 自我心理调适的基本原则

正常情况下,每个人最了解自己内心纠结的事情、情绪状态和心理活动,如人饮水冷暖自知,因此,每个人都是自己的心理健康第一责任人。作为干部,每个人都需要掌握自我心理调节的原则和一些有效的方法。以下是心理调节的四 A 原则:

(1)自我觉察

自我觉察(awareness)又称为自省,自我觉察是指人人可以觉察自己的身体感受、情绪反应、思维判断、行为反应等,特别是可以觉察我们每时每刻内在的思维想法、自我对话活动,这可以帮助我们认识到思维、想法、念头、情绪都是变化不定的,都会受制于内外语境的影响。自我觉察是自我调节的前提,只有自我觉察才能自我接纳和自我调整改变。通过觉察才能从对外界无意识自动的条件反射、操作性条件的反应模式变成有意识的主动觉察和选择行动的模式。

传统文化中有关自我觉察的论述

人贵有自知之明,自古以来,传统文化在修身养性方面都强调自我觉察。

儒家文化历代圣贤都强调自省是修身之本,"自反者,修身之本也。本得,则用无不利。"孔子最早提出"见贤思齐焉,见不贤而内自省也。"曾子强调"吾日三省吾身。"孟子提出"万物皆备于我矣。反身而诚,乐莫大焉。强恕而行,求仁莫近焉。"荀子说"见善,修然必以自存也,见不善,愀然必以自省也。"朱熹认为"此事须是平日著工夫,若待他起后方省察,殊不济事。""惟其此心无主宰,故为私意所胜。若常加省察,使良心常在。"王阳明强调"省察是有事时存养,存养是无事时省察。"

道家重在修身,主要强调静心和坐忘,而静心和坐忘都需要把注意力转向内身,自我觉察、身心合一。《道德经》中关于"静心"的论述不在少数,如"致虚极,守静笃""重为轻根,静为躁根""不欲以静,天下将自正"等。

（2）自我接纳

自我接纳（acceptance）是指接纳自己内心已经发生的一切经验，包括感受、记忆、体验、情感情绪等。我们的大脑遵循着增加的原则，只会不断增加信息，无法有意识删除信息，如"抽刀断水水更流，借酒浇愁愁更愁""十年生死两茫茫，不思量，自难忘"，有些事越想忘记，越不断记起。既然无法有意识删除，就只能接纳，否则就会不断纠结，扰乱心思。

自我接纳的心理过程与原则包含：面对而不逃避，接受而不排斥，悦纳而不纠结。很多心理问题都是逃避、排斥、乱贴标签、纠结于评价所致。我们会逃避害怕的人，排斥厌恶的人，纠结于彼此概念的冲突。"趋利避害"本来就是生物进化的生存法则，对于外界客观事物，人们自然会按照利害关系采取趋避策略进行应对。但是，如果需要面对的对象是领导、同事、父母、兄弟、姐妹、夫妻、子女、朋友，这时候回避就是下策，回避只会带来更多问题。"见怪不怪，其怪自败"就是要面对害怕的对象而不逃避，内心的苦恼反而会逐渐消解。

自我接纳，首先需要以开放的心态来面对内在经验，要放下自己的各种评价标准，不要贴标签，先不做自我辩论和对抗，先客观观察内在的经验。自我接纳需要自我觉察，从不同角度看事物，跳出自己看自己，自我觉察是自我接纳的开始。其次还需要有足够大的心理空间来接受各类信息，像苏东坡所写的《题西林壁》"横看成岭侧成峰，远近高低各不同。不识庐山真面目，只缘身在此山中。"

道家强调的"顺其自然"就是一种接纳，苏东坡曾经写诗"八风吹不动，端坐紫金莲。"这里的八风吹不动也是一种豁达接纳的状态，八风就是指"称、讥、毁、誉、利、衰、苦、乐"。当我们在顺境时，就欢喜快乐，当我们在逆境时，就苦恼惆怅。若为"称誉"陶醉，为"讥毁"动心，为"利乐"所迷，为"衰苦"所折，就是为这八种境界之风所影响，只有接纳这些外在的影响，而不为所动，才算是一个内心自由自主的人。

（3）自我调整

自我调整（adjustment）主要是对自己的三观进行自我净化，对自己的人格品行进行自我完善，对自己的行为习惯进行自我革新，对自己的欲望动机进行自我提高，从而使自己能够成为一个忠诚、干净、担当的干部。

作为一个正常的个体，每个人都具有自由的自我意志，能够选择自己的世界观、人生观和价值观作为人生导航。而作为干部，首先要调整好自己的世界观、人生观和价值观。要坚持不懈用习近平新时代中国特色社会主义思想武装头脑，在历史与现实的结合中深刻体悟这一思想的科学真理性，更加坚定对马克思主义的信仰和中国特色社会主义的信念，始终坚定在党的领导下实现中华民族伟大复兴中国梦的信心和决心。

而个别干部三观不正，丧失了辩证唯物主义者应有的世界观、人生观、价值观，导致迷信某些大师和风水先生，深陷在唯心主义的陷阱里，忘记了全心全意为人民服务的根本宗旨，必然导致形式主义、官僚主义、享乐主义和奢靡之风，忘记底线红线高压线，自我膨胀、主观任性、脱离群众、腐化堕落，违反八项规定甚至违法犯罪。当被举报、约谈、查处之后，必然心理压力剧增，出现各种心理问题。

（4）知行合一

知行合一（action）：王阳明提出"知是行的主意，行是知的功夫。知是行之始，行是知之成"，把知和行的辩证关系讲得极为透彻。干部接受过各种培训和学习，对于党员修养和党纪国法、法规条例应该熟稔于心，但还有个别干部违法乱纪，主要是知行不一。保持心理健康同样需要每个人能够知行合一，按照科学的方法进行调适、训练，才能真的理解这些方法，才能维护好自身健康。

2. 我的健康我做主

（1）提升自我觉察能力

自我觉察是心理健康自我调节的首要过程和原则，如何做到自我觉察呢？首先要端正自我觉察的态度。觉察不是主观评价判断的心理过程，而是客观感知内在存在的心理过程。

自我觉察的八种态度

1. 赤子之心　将事物看作新鲜的，就像初次接触一样，带着好奇感。

2. 不加评判　对于任何体验都进行公正的观察——不对任何想法、情绪或感觉标以好坏、对错、公平与不公平的标签，而只是对每一刻的想法、情绪或感觉加以注意。

3. 确证认同　确证并认可事物的本来面目，特别是要对觉察的情绪命名。

4. 不加努力　不贪婪，不抗拒变化、不逃离，无论当下发生什么，都泰然处之，不试图远离所处之境。

5. 平静祥和　需要心态平衡，智慧。能对变化的本质给予深刻地理解，让你能够带着更深入的洞察同发生的变化和谐共处。

6. 顺其自然　仅仅是让事物保持本来面目而不加干涉，无需设法改变当前的任何事物。

7. 自我信任　依靠自己的体验理解自己，无论真实与否。

8. 自我关爱　能培养对当前自我的关爱，不自责，不批评。

下面介绍一种生命线自我觉察技术：

首先绘制自己的生命线：每个人的一生中，都会经历喜怒哀乐等情绪变化。如果把积极情感和负性情感作为纵轴，时间作为横轴，就可以把自己的生命历程绘出一条起伏不定的变化曲线。

然后觉察自己的生命线：观察这条生命曲线，我们会发现，不管现在处于高峰或者低谷，都将发生改变，一切都将过去。处在低谷的时候要相信"否极泰来"，我们要觉察自己的内心体验，相信生活将改变，命运关闭一扇门就会打开一扇窗，"行至水穷处，坐看云起时""天无绝人之路"。处在高峰的时候要"如履薄冰"，提醒自己不要得意忘形。

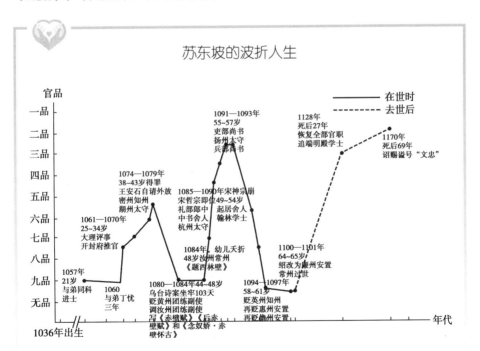

图 4-2　苏东坡仕途变化曲线

苏东坡一生宦海沉浮，得意时，与弟弟苏辙同时中进士，失意时，四处漂泊，经历诸多磨难，但是他始终保持一种豁达乐观向上的精神状态，他应对压力的策略值得我们学习。苏东坡在一生中除了大量诗作之外，还有很多烹饪成就，发明了很多菜肴酒粥等，是一位热爱生活的人。他一生写了几千首诗词歌赋，至今还有3 400多首诗词佳作流传至今，而他的书法作品也是上乘佳作，他应对压力的策略是以诗词抒发情感，以发明的菜肴酒粥呼朋唤友，以"达则兼济天下，穷则独善其身"的人生哲学度过了两次被贬谪流放的人生低谷。他在48岁时刚经历黄州贬谪，又经历幼子夭折，游历庐山时写下了《题西林壁》："横看成岭侧成峰，远近高低各不同。不识庐山真面目，只缘身在此山中。"这首诗以换视角看问题、跳出自己看人生的灵活性疗愈了心理创伤。

唯物辩证法告诉我们，一切都是运动变化的，只有变化是不变的。所以我们需要用这样变化的视角来看待人生出现的各种意外、不幸、变故，认识到"有起有伏是人生，有得有失是常态""福祸相依"。觉察世事无常、心事无常，能够保持积极向上的心态，充满希望和坚守信念。如果能够以个人发展历史的视角看待人生的挫折，以生命线技术应对人生低谷，以变化的视角看待人生的意外变故，就可以顺利时如履薄冰，谨言慎行，挫折时坚韧不拔，自强不息，从而度过丰富多彩的人生。

（2）提高自我接纳能力

接纳的四个步骤

第一步，要"面对"自己当下的状态，不要回避。当我们努力回避心中不想要的想法时反而想得更多，这就是为什么失眠的人如果担心自己睡不好，就会更容易失眠。回避或压抑还存在反弹风险，我们能从欲戒烟的人身上看到这种现象。例如：想戒烟的人为了操控自己抽烟的行为，努力压抑抽烟的念头，在之后反而抽更多的烟。

第二步，要"体验"当下的生理、情绪反应和想法，静静地承受某一生命阶段难得的感受。体验感受的过程也就是跳出来的过程。体验具有主动性，主动体验愤怒的情绪和被愤怒控制是不同的。

第三步，要重新"赋意"，可从时间、空间、人际方面来扩大心理空间，避免掉入负性思维的陷阱不能自拔。比如，从时间维度上，对于有晋升焦虑的干部来说，晋升确实是职业生涯发展中的大事，但放在整个人生轴线上，它也只能算是大事之一，再过十年、二十年会怎样？

第四步，"放下"，即寻找自己的价值方向，将负性情绪放在与自身价值一致的方向上。可以透过表面的负性情绪来问自己：这代表我重视什么？我想要什么样的生活？这让我在哪些方面有所成长？我们做干部应该是为了党和国家利益而努力工作，不是为了私利而蝇营狗苟，这样想来，也许可以放下很多。

通过以上四个步骤，学会接纳，便可以应对日后漫漫人生征程中出现的负性心理事件。

接纳是相对于回避的另外一种选择，接纳意味着某个人乐意"全身心且没有防御"地体验他所体验着的事物，是对过去经历和此时此刻经验的一种积极而非评判性的容纳，是以一种主动的、开放的、灵活的和不带任何判断的态度自觉自愿地接受当下的体验。

（3）ABC 认知调节

人们遇到压力事件之后，自然会产生各种情绪反应，似乎情绪反应取决于压力源的刺激。其实，认知心理学认为，在刺激与反应之间，有一个空间，人们可以通过改变自己的认知评价选择自己的反应。美国心理学家艾利斯提出了ABC 理论来解释这一现象。A 就是外界刺激，B 是信念评价，C 是反应结果，刺激是通过信念评价中介才引发反应结果，情绪都是因为对生活的评价信念所引发，或者说人们对待事物的态度决定了自己的情绪。

国王与鹰的故事

国王和鹰的故事就说明了上面这个道理。很久以前，有一个国王打猎，口渴了，找了很久才找到了水，不过，水是一滴一滴往下淌的，国王从马鞍上拿下一个水杯来接水。水一滴一滴地滴入水杯中，滴了很长时间，好不容易才把水杯装满了。国王因为已经很渴了，拿起水杯就喝。这时，猎鹰在国王的手臂上抖了一下，扇动翅膀，一下就把水弄洒了。国王很生气，就把鹰活活摔死了。这时国王的侍从跑过来了，其中一个说："幸亏猎鹰把水弄洒了，这里的水是有毒的！喝了就会被毒死啊！"国王此时听完懊悔不已。

　　在这个故事中鹰打翻水为引发情绪反应的事件为 A,国王两次不同的认知为 B(第一次认为鹰故意弄洒水,第二次认为鹰是为救自己),两次不同的情绪反应为 C(第一次生气,第二次懊悔),由此可以看出同样一件事 A(鹰打洒水),不同认知 B,会得到不同的情绪反应 C,因此,我们可以通过改变自己的认知改变自己的情绪。

　　当我们在生活中遇到某件事 A(如,晋升受挫),产生了情绪 C(如,沮丧),这时候需要考虑一下信念评价 B(如,觉得组织评价不公平),开展一次自我辩论 D(如,不公平的证据何在? 对这一证据的相信程度如何? 有无公平的证据? 对这一证据相信程度如何? 如果相信如何? 如果不信如何? 最糟糕的结局是怎样? 最好的结局是怎样? 我是否会钻牛角尖? 如果朋友遇到这事我怎么劝他?)也许通过自我辩论,可以产生新的认识 E(如,组织有组织考核的标准,也许我不符合晋升的条件,继续努力吧),从而产生新的情绪 F(如,平静)。

　　我们每次遇到一些刺激事件或者是有压力的时候,不妨在自己大脑里启动 ABC 这个小程序,与自己辩论一番,和自己对对话,和自己的情感对话,和自己的想法对话,问问自己是不是只是看到事物的一个角度还是能多个角度看问题,能不能跳出来看问题,能不能变通地看问题,也许通过自我对话或者是找他人对话,找朋友聊天就会带来新的视角,也许你就可以走出来。

　　(4) 愤怒情绪调节

　　愤怒情绪在生活中虽然不常见,但是,在持续的压力下,人们容易出现愤怒和发脾气等“短路”反应,而且一旦出现愤怒情绪的不恰当的释放,往往会产生极大的负面影响,特别是干部,对下属发火或者发怒后往往严重影响下属的工作热情,甚至给下属带来巨大心理压力。

　　俗话说“一念嗔心起,火烧功德林”,因此需要学习愤怒情绪的调节技术让自己心胸更加宽广,更能包容,更加淡定从容,做到“宰相肚里能撑船,将军额头能跑马”。《三国演义》中,诸葛亮六出祁山,急于求战,司马懿坚守不出。于是,诸葛亮送女人衣服给司马懿,希望能激怒司马懿出来迎战。但是,司马懿却能很好地控制好愤怒情绪,理性应对,最终战胜了诸葛亮。而诸葛亮利用心理战骂死王朗,气死周瑜,皆是因为后者心胸狭窄,自取灭亡。

STOP 愤怒情绪控制技术

愤怒情绪控制的技术用英文单次首字母缩写为"STOP"。当我们遇到某些令人愤怒的事情时，交感神经兴奋性就会增加，当我们产生心跳加快、血压升高、脸红脖子粗等愤怒情绪反应时，可以使用这一技术调节愤怒情绪，这一技术包含如下四步。

第一步，在心里叫停(stop)。提醒自己不要随便发火，就像林则徐一样，学会制怒。制怒不是这么容易，仅仅是叫停往往停不住。怎么办呢？

第二步，吹灭怒火，连续做三次深呼吸(take a breath)。通过三次深呼吸让我们的交感神经兴奋性快速下降，导致血压迅速下降、心率快速下降、肌肉放松，从而让我们平静下来，大脑也不会那么充血了。从而把愤怒之火吹灭，让我们能够缓和下来，有时间选择从"短路"自动化反应，变成"长路"理性的反应。

第三步，反观自己(observe)。当我们能够冷静下来，就有时间可以冷静分析，反思一下，觉察一下，自己为了什么这样生气？生气有用吗？如果过去也经常为此类事而生气发火，但是没有用，为何还要发火呢？

第四步，选择有用的应对策略，继续前行(proceed)。当我们想明白生气没用，就会冷静下来思考，做些什么才有用，选择有智慧的策略和符合自己价值的行动来应对。

(5) 腹式呼吸减压

呼吸本是人的一种正常的生理现象，呼吸调节又是重要的养生之道。人的一呼一吸承载着生命的能量。科学研究发现：人的肺细胞平展面积有两个足球那么大，但大多数人在一生中只使用了其中三分之一的能力。一项最新调查显示：不论在发达国家，还是在发展中国家，城市人口中至少有一半以上的人呼吸方式不正确。很多人的呼吸太短促，往往在吸入的新鲜空气尚未深入肺叶下端时，便匆匆地呼气了，这样等于没有吸收到新鲜空气中的有益成分。坐办公室的人，由于坐姿的局促和固定，通常是浅短、急促的呼吸，每次的换气量非常小，所以造成在正常的呼吸频率下，依然通气不足，体内的二氧化碳累积；加上长时间用脑工作，机体的耗氧量很大，进而造成脑部缺氧。于是白领们经常出现头晕、乏力、嗜睡等办公室综合征。

古代的圣人们是如何呼吸的呢？庄子在《大宗师》中写道："古之真人，其寝不梦,其觉无忧,其食不甘,其息深深。圣人之息以踵,众人之息以喉。"说明古之圣人呼吸方式与平常人不同。如何做到息以踵呢? 其实,这就是深沉的呼吸,又称为腹式呼吸。很多人不知道腹式呼吸,更不会腹式呼吸。其实,如果坚持练习腹式呼吸,可以起到很好的减压作用,而且可以快速恢复精力,降低交感神经兴奋性,降低血压、血糖、血脂,增进胃肠道功能。学会腹式呼吸,能有效地增加身体的氧气供给,使血液得到净化,肺部组织也能更加强壮,还可以提高免疫力。这样我们就能更好地抵抗感冒、支气管炎、哮喘和其他呼吸系统疾病;同时由于横膈膜和肋间肌也在呼吸中得到锻炼,我们的活力与耐力也都会相应增加,精力也就更充沛了。

腹式呼吸法

如何练习腹式呼吸呢? 主要把握三个要点:调身、调息、调心。

第一步是调身。可以是坐姿也可以是卧姿,选择坐姿时,先选一把椅子或凳子,让自己的双脚平行踏于地面,与肩同宽,坐在椅子或凳子的前三分之一,脊柱挺直、颈部挺直、双手放在双膝上,沉肩坠肘、自然放松,舌顶上腭,微闭双目。身体处于端庄、放松、挺直的状态。如果是卧姿,可以平躺在床,微屈双膝,双手置于小腹部。

第二步是调息。鼻腔吸气,口腔呼气,吸气时缓慢而深沉,使腹部缓慢鼓起,鼓到不能再鼓时停留一秒钟,再缓慢通过口腔或鼻腔呼出,使腹部下降,降到不能再降时停留一秒钟,再缓慢吸气,如此循环往复,自然、缓慢、深沉。

第三步是调心。就是让注意力集中在呼吸上,吸气的时候感受清凉的气流吸入我们的鼻腔、胸部,温暖的气流呼出。注意力始终跟随着气流而动,觉察吸入的气流是清凉的,呼出的气流是温暖的,仔细觉察气流温差的变化。另外,注意觉察腹部的起伏,感受一吸一呼,腹部如同大海的潮汐一般起伏。在呼吸的过程中,头脑里可能会出现各种杂念,如果发现自己的注意力被杂念带走了或者走神了,就觉察一下,是什么念头,然后,温和而坚定地把注意力拉回到呼吸上来。就这么简单,如果大家能学会这一技术,当特别辛苦的时候或者压力大的时候,不妨做五到十分钟这样的腹式呼吸,就可以快速使你精力恢复。通过腹式呼吸的调节可以使我们的植物神经快速平衡,使五脏六腑的功能快速调节。现在的功能核磁已经证明,坚持这一练习两个月以上,还能使前额叶皮层增厚,对情感中枢和身体调节的能力得以提高。

（6）身体扫描减压

在当今比较流行的压力管理训练中,还有一个非常有用的压力管理技术,称之为身体扫描技术。这里的扫描不是用 CT 或磁共振扫描,而是用我们每个人都具有的第三只眼扫描,这第三只眼就是我们的自我觉察意识。

身 体 扫 描

首先要像腹式呼吸一样端坐,双脚平行踏于地面,与肩同宽,坐在椅子的前三分之一,脊柱挺直,颈部挺直,双手抚膝,沉肩坠肘,舌顶上腭,微闭双目,鼻腔呼吸。先做几次腹式深呼吸,注意力集中在呼吸上。然后,把注意力集中在身体上,从脚开始向上一点一点,一分一分,向上扫描。当扫描身体时,你可能会遇到一些紧张的区域。如果能使它们放松,那就让它们放松;如果不能,那就让这种感觉顺其自然,任其扩散到它们要去的地方。这既可以应用在身体感觉上,也可以应用在任何一种情绪上。当你扫描身体时,把注意力集中在身体的感觉上,以及可能由这些感觉而引发的任何想法或情绪上。

当从脚到头一点一点扫描结束后,把注意力再回到呼吸上。把身体作为一个整体感受一下,倾听身体的每一个细胞、每一个组织、每一个器官发出的信息。 感谢每一个细胞、每一个组织、每一个器官,提醒自己要珍惜、保护、爱惜身体,而不要伤害、劳役、忽视自己的身体。

如果在身体扫描的时候觉察身体有什么样的异常反应或不适感,就让注意力在那里多停留一点时间,缓慢地深呼吸,感受吸气的时候,暗示这里注满能量,呼气的时候,暗示自己不适感被呼出体外。

如果每天能坚持在中午或睡觉前, 坐着或躺着做一次 20 分钟到半小时的身体扫描, 就能够及时觉察你的身体发出的信号, 对身体每个系统进行定期扫描, 及时觉察问题线索, 及时解决, 就不至于身体产生大的问题还不知道, 同时也会让我们感到放松, 可以帮助睡眠。

（7）自我催眠放松

催眠暗示在人类的生活中具有很大作用。当人在清醒状态下暗示虽也有作用,但在催眠状态下,暗示的内容进入潜意识领域更具有强大而持久的威力。在催眠状态下的暗示,不仅能够改变身体的感觉、意识和行为,而且还可以影响内脏器官的功能。

　　脑科学研究证明,大脑前额叶不仅与意识和思维等心理活动有关,而且前额叶与调节内脏器官活动的下丘脑之间也存在着紧密的联系。这可能是人类能主动利用意识和意象来调节和控制内脏生理功能的主要物质基础。在催眠状态下暗示身体处于不同状态,代谢率就出现相应的变化。因此,在催眠状态下,自己不断地强化积极性情感、良好的感觉以及正确的观念等,使其在意识和潜意识中印记、贮存和浓缩,在脑中占据优势,就可以通过心理和生理作用机制对心身状态和行为进行自我调节和控制。

　　自我催眠是每个人都可以学会的放松办法,需要经常练习,就可以掌握一个快速有效的自我催眠放松的技术。进行自我催眠首先需要营造一个温暖、舒适、放松、不受外界干扰、光线微暗的环境与气氛;躺下要比坐着更好;衣着则要尽量宽松;最好不要在空腹时、饱餐后一小时内或沐浴后三十分钟内进行,以避免生理上的干扰。正确的意愿是关键。要怀着一种随意且开放的态度练习,放任一切自然的发生,没有任何预设的企图或意向。可以播放一些催眠引导语,也可以自我暗示催眠。

　　(8) 积极倾听沟通

　　人与人之间感情的融洽度、人际关系的好坏对心理健康的发展有着举足轻重的作用,而沟通的效果对人际关系的促进、感情融洽度有着直接的影响。苏格拉底说:上帝给我们两只耳朵、一个嘴巴,其用意就是要我们少说多听。所以在沟通中,倾听比说更重要。

　　积极倾听不仅是耳朵听到相应声音的过程,而是一种情感活动,需要通过面部表情、肢体语言和话语的回应,向对方传递一种信息——我很想听你说话,我尊重你,我关心你。

　　积极倾听的方法有以下几个要点:

　　1) 身体倾听是指在交谈过程中,用全身姿势传递出对对方的关切,愿意聆听与陪伴。艾根在 1994 年提出,身体的专注与倾听包括五个基本的要素,简称为 SOLER(由每个词的第一个英文字母组成)。

　　"S"-squarely,90°角面对。调整与对方坐在一起的高度与距离,如坐的方位呈 90°角,避免直视对方,给对方安全的人际空间。

　　"O"-open,身体姿势开放。代表包容与接纳,可消除对方的焦虑、不安。开放的身体姿势会带动对方身体与心理的开放,而双臂抱胸交叉给人防御的感觉,双手交叉紧握给人局促紧张的感觉。

　　"L"-lean,身体稍微倾向对方。这意味着兴趣和关心,过度前倾意味着施加压力,轻微后倾则可减少压力。

"E"-eye,温和的目光接触。传达出重视与鼓励对方。对方会感受到眼神中的温暖与支持，就会有勇气，愿意勇敢地面对任何问题。

"R"-relaxed,放松的姿态。传达出平静的心境和亲和的态度，对方受到这种姿态的感染，自然能够放松。放松也体现在笑容上，微笑可以给人放松的感觉。

2）心理倾听是指带着换位思考的共情态度倾听。

首先是良好的态度和习惯。一是不带评判、不急于下结论。很多人在倾听中容易有过多的价值判断，以及想快速发现和解决问题的倾向，这是倾听的大忌。注意保持开放、不评判的心态，保持耐心，确定知道别人完整意见后再作出反应。二是全神贯注。在倾听的时候，保持专心，切忌做心不在焉的举动或表现，如信手涂鸦、东张西望、看表或随手把玩使人分心的东西。

其次是察其言观其行。积极的倾听要求以机警和通情达理的态度深入对方内心，细心地注意其所言所行，注意对方如何表达自己的问题，如何谈论自己及自己与他人的关系，如何对所遇到的问题作出反应。还要注意对方在叙述时的犹豫停顿、语调变化及伴随语言出现的各种表情、姿势、动作等，从而对语言作出更完整的判断。

再次是设身处地地感受。沟通中不但要听懂对方通过语言、行为所表达出来的意思，还要听出弦外之音，听出对方所省略的和没有表达出来的内容。此时需要尽量设想其处境、切身体会，才能了解对方所经历的心理反应与体验。

3）积极的倾听反应。

在倾听过程中，需要给予对方恰当的、积极的反应，一般有以下五种方式。

一是鼓励：即用语言和非语言方式鼓励别人多说。可以用点头、张开手，运用像"嗯哼"等肯定性短语表达鼓励，还可以选择性重复对方话中的关键词或自己关心的部分，这是更深一层的鼓励方式。另外就是适当的微笑，这能使对方在沟通中感觉更轻松，从而更能表达自己。研究发现，微笑很有用，是表达亲和的基本方式。

二是澄清：在对方发出模棱两可的信息后向对方提出问题的反应。常用"你的意思是……"或"你是说……"此类问句开始，然后重复对方先前的信息，或者"你能试着描述……吗？"这样的问句，目的是鼓励对方更详细地叙述，检查所听到内容的准确性。

三是释义：将对方信息中与情境、事件、人物和想法有关的内容进行重新解释,目的是让对方感觉被理解,鼓励对方对一些关键的想法做进一步阐述,使他们更深入地探讨某个重要话题,帮助对方更集中注意于重要的特殊情境、事件、想法和行为。如对方说:"我知道整天躺在床上并不能消除我的低落情绪"。可以回应"也许你已经意识到,你需要离开床做些活动以减少你的低落情绪"。

四是情感反映:指对对方的感受或信息中带有情感表达或情绪色彩的信息内容重新加以解释,目的是鼓励对方更多地倾诉他的感受、表达情感,帮助对方意识到自己的情感、认识和管理情绪。如看到对方愁眉苦脸,唉声叹气,可以回应"我感受到你内心似乎有很大压力,让你很难受"。

五是概括总结:将信息的不同内容或多个不同信息联系起来,并重新编排,目的是把对方信息的多个元素连接在一起,确定一个共同的主题或模式,清除多余的陈述,回顾整个过程。如"在刚才的谈话中,你有没有发现你主要谈了三点需求:一……,二……,三……";"我注意到你主要对……等几个方面感到比较困惑。"

(9) 艺术表达减压技术

艺术表达是指通过琴、棋、书、画、舞蹈、身体雕塑、戏剧、角色扮演、沙盘等艺术媒介,将压力与问题间接表达出来。

艺术表达并不神秘,生活即表达,很多心理问题是因为无法很好地表达造成的。表达是人类与生俱来的能力,艺术是表达的手段。在运用艺术表达过程中,不需要娴熟的音乐技能、优美的舞蹈动作或奇妙的绘画能力,而是找到一个适合自己的表达方式,让自己的情绪情感在艺术形式中充分地、有创造力地表达出来,可以更好提升对自我内在的觉察,寻找探索自身内在能量和喜乐源头,与真实自我联结,提升自我情绪释放,并找到一条自助之路,与自己为伴,自主成长。

在平时的工作和生活中,可以学习运用一些简单的艺术表达方法,达到减缓压力、调节情绪,促进心理健康的作用。

1) 舞动表达减压

舞动是以动作为媒介的表达方式,强调的是情绪和身体的相互连接,通过参与、引导和协作的动作方式来调节身心状况。

第一步,正视自己的躯体束缚和痛苦,接受自己的身体,包括机体的不适。如果长时间受到不良情绪困扰,机体就会出现相应的不适感。

第二步,选择合适的背景音乐,最好是舒缓宁静的音乐,专注于自身的呼吸,随着音乐的节奏变化,进行身体的伸展、旋转、起伏等,逐步进入深度放松的状态,情绪中的紧张焦虑能得到明显的缓解。

第三步,有针对性地进行一些舞蹈动作,尽可能多地创造出不同的动作,打破自身设定的种种界限,如缺乏自信者,着重脚和地面摩擦的感觉,建立直立感等。

应注意重点不在于动作技巧的复杂和优美,而在于内心感受的体验和表达,并通过肢体动作的练习,对不良情绪进行宣泄和释放。

2) 绘画表达减压

通过绘画的创作过程,以投射为基础,将潜意识压抑的感情和冲突呈现出来,并在绘画过程中获得抒发与满足,可在方寸之间呈现完整的表达,又可在欣赏自己的过程中满足心理需求。

绘画表达有结构式的涂色减压,即在规定的图案上,通过运用不同的颜色填涂图案中空缺的部分,创造自己的作品。

绘画表达也有无结构式的自由创作,即自由地画自己想要呈现的内容,表达自己的情绪和愿望,其重点不在于作品的优美与否,而在于绘画的过程。

绘画表达也可以在咨询师的引导下进行创作,进而通过作品来认识和反思自己的情绪和问题。

3) 歌唱表达减压

通过歌唱的方式抒发情感,这是主动性音乐表达方式的一种。能够发挥音乐强大的情绪体验功能,使人身心愉快、精神振奋。歌唱中积极地表现自我,能够激发出人本身潜在的修复能力和成长的能力。

歌唱表达是自由的、放松的,只强调情绪和旋律,可以有歌词,也可以是自己创造的音节或字母。在表达过程中注意积极地进行有针对性的情绪体验。如在空旷的地方大声歌唱进行宣泄,对着自己小声哼唱缓解压抑的心情等。这些方式都可以使人真实地体会到每天的不良感受在歌唱中宣泄出来的整个过程。

除了个人演唱,合唱也是歌唱表达的一种形式,除了能够表达和宣泄情感,还能通过团体协作的方式,调节人的思维并提高社会交往能力,尤其是人声刺激量的大幅度增加,能够营造一个振奋情绪的有利环境。

4) 古琴的艺术表达

早在《乐记》已提倡以琴养心:“乐者乐也,琴瑟乐心;感物后动,审乐修德;乐以治心,血气以平。”古琴有益心身健康,古人早已注意到古琴音乐与书法的共通之处。“琴棋书画”琴居于首位,古琴“清、和、淡、雅”的音色特征与中医养生观"静养心"是一致的。

弹琴的过程中需要调心、调气、调息的基本功。在运气和养气的生理活动过程中，亦同样达到中医养生之"静神养生"的核心功效，因此古琴是个人的心理放松疗法，经常弹琴，确实能达到心理安然平静。

只是干部能够弹琴的并不多，欣赏古琴音乐也可以起到很好的减压效果。晋人嵇康《答难养生论》云："窦公无所服御而致百八十，岂非鼓琴和其心哉？此亦养神之一征也。"琴音有宁神静心作用。美妙的旋律可以调动人们的思维、记忆、联想、想象等各种因素，引起同感，引发共鸣。在音乐旋律的诱发中，获得释放与宣泄，使积极的情绪强化、消极的情绪缓解。甚至可以使原有的消极状态转化为积极情态，缓解躯体的应激状态，解除心理压抑和紧张，达到自我治愈力的效果。如苏东坡《听僧昭素琴》"散我不平气，洗我不和心。此心知有在，尚复此微吟。"表达了琴韵对人们心理的影响。

5）书法艺术减压

书法自东汉时期进入艺术时代以后，逐渐成为我国一门极为普及的、雅俗共赏的艺术形式。在古代的书论家看来，书法活动是多种心理因素协同作用的过程。无论是虚静态创作还是炽情态创作，都离不开动机、想象、情绪、灵感等因素的重要作用。

书法创作过程中的默坐静思起到安神静虑的作用，东晋的王羲之在《题卫夫人〈笔阵图〉》中也说："夫欲书者，先乾研墨，凝神静思……意在笔前，然后作字。"习书法时全神贯注，人的思想纯净、恬淡、少欲，心神不被外界事物所扰动，在追名逐利的风潮面前，甘于清贫，恪守寂寞，使体内阴阳平衡，保证人体内环境的稳定状态。古今书法家多长寿，与书法练习的养心养神分不开。如久负盛名的颜、柳、欧、赵四大家，其中三位都年逾古稀。颜真卿寿至 76 岁，柳公权 87 岁，欧阳询 84 岁，文徵明 89 岁，梁同书 92 岁，孙墨佛 100 岁，舒同 93 岁，苏局仙 110 岁，董寿平 94 岁。很多书法心理学研究也表明，书法练习的过程中存在着身心合一、专注、静气的身心过程，对于认知功能和自主神经调节有很好的功效，其作用不亚于练功、打太极拳。

另外，书法的风格和境界均受制于书法创作者个性和品德，反过来，书法练习也能提升个人品德修养。清代的朱和羹在《临池心解》中写道："书学不过一技耳，然立品是第一关头。品高者，一点一画，自有清刚雅正之气；品下者，虽激昂顿挫，俨然可观，而纵横刚暴，未免流露楮外。"

干部平时很忙，无暇做其他锻炼，不妨在办公室放上文房四宝笔墨纸砚，案牍劳累之余铺纸泼墨，挥洒一番。既能修身养性，又能健康长寿，不失为一种方便有效的压力管理办法。

总之,古往今来,文人雅士都有一些琴棋书画特长。艺术表达是人类自我调节身心状态的有效方法,也是社交交友的高雅途径。艺术表达的方式还有很多种,就不一一列举了,艺术表达的身心调节效果和个体的感受性密切相关,在忙碌的工作之余,通过艺术表现为情绪情感寻觅一个释放的途径,大有裨益。

(10) 积极生活方式

在生活中,人们在遇到应激事件、挫折、冲突等情况下,有的人会采取从短期看能够让自己暂时忘却、回避痛苦的生活方式,如酗酒、吸烟、服用药物、饮食过量、逃避现实(看电视、打游戏、幻想等方式)、疯狂购物、狂欢、无节制地打牌、工作过度等,但这些方式从长期来看却是破坏性的。

改变不良的生活习惯,采用积极的生活方式对于减缓压力,乃至身心健康都有重要的意义。最简单有效的 4 种积极生活方式如下:

1) 有氧运动

运动心理学研究显示,短期有氧运动(30 分钟以上)可以使大脑分泌内啡肽,又称“快乐因子”,具有缓解紧张情绪、释放被压抑的感觉、愉悦身心的作用。长期有氧运动具备降低沮丧和焦虑的感觉、降低压力和紧张的敏感度、提高自信和效率、提高自尊、提高被他人接受的感觉等心理效应。

运动需要遵循的 FIT 原则

“F”-frequency,频率:不低于 3 次 / 周

“I”-intensity,强度:心率在整个运动过程中为最大值的 60%~90%,即 (220– 年龄) × (60%~90%)。

“T”-time,时间:每次运动至少 20 分钟。

2) 适宜的营养

适宜的营养应符合三大基本准则:①平衡、一致的饮食,包含有充足的而非过量的热能、维生素和矿物质。②尽量避免饮食不足或过量、饮酒过量(每天不超过 2 杯)、摄入过量咖啡因(每天不超过两杯咖啡所含有的咖啡因)。③遵守这些基本准则:低盐(每天少于 6 克)、低脂肪(尤其是饱和脂肪)、低胆固醇(每天少于 300 毫克)、低胆固醇(每天少于 300 毫克)、低精糖、高复合碳水化合物(占全部热能的 50% 以上)、高纤维(每天 20~30 克)、适量饮水(每天 6~8 杯)。

3）充足的睡眠

睡眠的缺乏,不论是数量上还是质量上,都会使个体变得更易被激怒、焦虑、抑郁、思维混乱和生理紊乱。大部分人在经过8小时睡眠后会精神焕发。促进良好睡眠的方案如下:一是养成一个有规律的睡眠习惯。遵循自身昼夜节律(生物钟),设定固定的起床时间,推算理想入睡时间。周末睡懒觉是大忌,就算某天凌晨三四点才睡,早上要固定起床进餐,充分醒过来,避免再回去睡。二是注重睡前的睡眠卫生习惯:远离电子产品,如电脑、手机、电视等,因为电子产品产生的短波蓝光会妨碍有助于睡眠的褪黑素分泌。注重身体功能,睡前2小时内不要进食、大量喝水,避免摄入咖啡因、茶或酒精,以免消化系统干扰睡眠。营造利于睡眠的环境,如让光线由亮变暗,设置适宜的室内温度,适宜高度的枕头,舒适的床。避免在入睡前进行剧烈锻炼。如果不能入睡,干脆从床上起来,注意力从睡不着的念头上转移出来,进行看书、听音乐等能使意识专注而不会有太多刺激的事情。进行放松训练、冥想练习保持关于睡眠的现实自我对话。如果我累了,明天晚上可以早点睡觉;有的人只睡几个小时,照样工作效率很高。

4）健康的娱乐

健康的娱乐不只是积极应对压力、调适身心健康的应对方式,也会变成精神支柱,在这个紧张、多变的世界中充当我们无声的靠山。可以选择或者发展几项适宜的健康娱乐方式,如:进行户外运动,回归大自然;度假和旅游;欣赏或艺术娱乐,如跳舞、听音乐、绘画等;园艺;休闲运动。

三、求助也是一种能力

每个人所拥有的能力和资源永远都是有限的,当尽力之后仍然没有解决所面临的问题时,求助就是一种真正属于我们的力量,也是一种强者的行为。

人的一生中面临的问题包罗万象、错综复杂,当自己的内心困扰无法承受,通过自己的方式无法解决的时候,寻求心理帮助无疑是一种尽全力去解决问题的意识和能力的体现。

1. 寻求心理帮助的征兆

当出现什么征兆的时候,我们就需要寻求心理帮助呢? 从广义上说,在任何情况下都可以去寻求心理帮助,其一是帮助解决心理问题,更重要的是帮助认识自我，不断成长。即便没有任何困扰，也需要一些精神层面的成长或回顾，虽然在某个方面是专家，但不表示很了解自己，此时专业服务人员会从心理学角度，帮助我们不断发展，更好地处理多种关系，发挥内在潜力，实现自我价值。

从帮助人们解决心理问题的角度，通俗而言出现以下情况，建议寻求心理帮助。

（1）情绪问题

不管什么原因，如果觉得被某种不良心情压抑超过两周时间，而且这一状况还在持续就要考虑出现了情绪问题。如感到空虚、无意义、生活没意思、忧心忡忡、唉声叹气、忧虑沮丧、悲观失望、感到生活乏味、认为生不如死、自卑自责、甚至有罪恶感，有时还可能出现自伤和自杀观念或行为，并且影响了工作效率及回避社交。

（2）压力问题

现在社会生活节奏快，生活及工作压力都很大，人们的心理承受力是有限的，一旦超过极限，人就可能崩溃。因此，当出现本章第一部分中所述压力报警信号，或自我感觉到压力很大，并且持续两周以上，自己想调整但是调整不了，这就要考虑寻求帮助了。

（3）婚姻关系问题

当婚姻关系出现问题时，如夫妻间交流困难、长期的家庭纠纷或面临离婚、出轨等情况，经过自我调节难以解决时，可以考虑寻求帮助。

（4）亲子关系问题

当与自己孩子的沟通无法顺利进行时，孩子的学习成绩明显下降，与父母产生对抗，或许就要考虑带着孩子一起寻求心理帮助了。

（5）行为问题

当对某些特定的物体和场合出现异常反应，如与人交往困难，或者面对一些社会场景，例如广场、商场，或者没有特定对象场景的情况下，会觉得焦虑不安，甚至呼吸困难、心跳加速，这是需要进行心理求助了。

（6）物质依赖问题

如果吸烟较多，想戒戒不掉，控制不住酗酒，频次明显增多，戒断时产生明显身心反应，无法正常生活工作，这也是需要考虑心理求助的。

（7）睡眠问题

持续出现入睡困难、早醒且醒来后难以入睡、多梦等情况，影响白天的工作时，需要考虑心理求助。

（8）遭遇突发事件

遇到家人去世、大病、失恋、离婚、被非礼、自然灾害、其他威胁等突发事件后1个月，继续经常被这件事的记忆干扰你的生活，甚至经常发生噩梦、哭泣等情况时，需要考虑心理求助。

（9）精神障碍

假如被确诊为精神障碍，正在医院接受药物治疗，但很少获得谈话式的心理咨询或治疗，此时同时接受谈话式的心理帮助，临床治愈更快，效果也更为巩固。

（10）其他

当人际关系一直遭遇有原因或没有原因的挫折，而又觉得自己的性格有点格格不入，让自己迷惑或痛苦，例如经常严重猜忌别人是否说你坏话或因害怕随时随地会遭受批评而回避交往，或经常和朋友反目成仇，或经常以自伤或极端事件要挟亲密的人，或觉得情绪经常没有原因的泛滥成灾而影响你的生活，那或许需要接受长期的心理分析式的帮助。

另外，当符合第五章中所述相应精神障碍判别症状，也请尽快到医院进行专业诊断治疗。

2. 寻求心理帮助的途径

当人们生活中出现各种困难、挫折、失败、打击等不幸事件的时候，必然会产生各种心理反应，可能会产生郁闷、失落、抑郁、焦虑、恐惧等情绪，这时，可以先通过与信任的亲友沟通交流，获得理解和支持，也可能获得积极的建议。必要时也可以向组织求助，获得领导的支持。如果这些办法都不能解决问题，而且越来越严重，还是需要及时求助心理专业人员接受心理咨询。心理咨询主要包括以下几种类型：

（1）网络心理咨询

网络心理咨询是指以网络为媒介，通过文字、语音、视频等方式帮助人们解决心理问题的过程。目前国内有诸多网络心理平台，提供咨询师的信息供来访者选择。

（2）电话心理咨询

电话心理咨询主要是由专业人员向来电者提供心理服务，与其探讨个人遇到的心理烦恼和困惑，来话者也可以不透露真实身份和姓名。热线电话可以预防自杀和缓解情绪危机。目前国内也有不少心理危机干预热线，能够在线帮助人们度过危机或逆境。

（3）面对面咨询

面对面咨询是一种常见的心理咨询方式。通过事先约定的时间和地点，由专业人员向求助者提供心理服务。目前国内有很多心理咨询中心可以通过打电话预约、或者直接上门了解，也可以通过网络平台预约咨询师进行线下面询。

（4）专科医院就诊

当符合第五章中所述相应精神障碍判别症状，可直接到医院进行诊断治疗。如果进行心理咨询过程中，心理咨询师判断求助者属于心理异常范畴，也会建议到医院进行心理诊断。

通常各地的精神专科医院，综合医院设立的心理科、睡眠科、身心科等均可以进行就诊。

3. 常见心理帮助的方式

（1）个体心理咨询

咨询师与求助者进行一对一的咨询方式，这是一种普遍应用的方式。

（2）团体心理咨询

咨询师把有同类问题的求助者组织起来进行心理咨询。通过讲课、活动与讨论，根据普遍存在的心理因素和观点，使求助者了解问题发生发展的规律，或组织成员进行活动，之后进行讨论，并邀请咨询效果较好的求助者通过现身说法，起到示范作用。

（3）家庭心理咨询

必要的家庭成员均需要参加，咨询师采取家庭会谈的方式，建立良好的家庭心理氛围与家庭成员之间的心理相容，家庭成员共同努力使得求助者适应家庭生活，解决相应问题。

（4）自我学习和参加培训

由于咨询时间的限制，求助者通过咨询时对所存在问题理解的广度和深度也有限，所以可以通过自我学习和参加相应的培训进行补充，同时也有助于后续咨询的效果，咨询师通常也会为求助者布置相应的学习内容。

4. 端正心理求助的态度

由于人们对心理咨询的一般知识了解不多，以至于把看躯体疾病的习惯用于看心理咨询，认为无论什么病，都可以药到病除，或者用药就会有反应，这样的认识会影响咨询效果。所以心理咨询前需要端正心理求助的态度。

（1）要有心理咨询的愿望

心理咨询以语言沟通为基础，这种沟通是建立在对咨询师的信任和自愿的基础上，假如本人没有沟通的意愿，那么咨询效果则会受到影响。

（2）不必担心谈话的内容外露

心理咨询师的工作原则之一是为来访者保密，有些来访者因有这种担心，咨询时往往隐去某些问题，这不利于咨询师作出判断和提供帮助。

（3）需要有自助意识

心理咨询除有咨询师的启发引导帮助外，还需要求助者积极主动配合。有的求助者没有这种意识，对咨询师布置的作业不实施，而通常的咨询过程需要求助者回家练习后根据效果进入下一个咨询过程，有的求助者总想在咨询师那里获取一种简单的治疗方法或者自己不需要努力的方法，导致咨询半途而废或者效果不佳。

（4）勿急于追求效果

心理问题的形成可能是长时间或多种原因造成的。比如有的求助者出现人际交往问题的原因是性格偏内向，开会讲话口吃，咨询时首先要打破这一循环链，使求助者改变自身对口吃的认识，消除紧张焦虑情绪，并练习交往的方法技巧，这是一个积累的过程，并不是短期就能达到的。所谓冰冻三尺非一日之寒，所以在咨询的过程中需要有耐心。

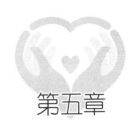

第五章
常见精神障碍和心理行为问题的识别与应对

精神障碍和心理行为问题已经逐渐成为我国最为突出的公共卫生问题之一。但令人遗憾的是,由于人们对精神卫生知识的缺乏以及长期以来对精神障碍的偏见,使得患有精神障碍的人不敢正视自己的疾病,也不能获得有效的治疗。因此,终日饱尝痛苦的折磨,甚至最终酿成不可挽回的后果。其实,精神障碍和心理行为问题并不可耻,不可怕,它就像其他疾病,例如高血压、糖尿病一样,有特定的发病原因,也有科学的治疗手段。只要我们愿意接纳它、认识它并且能够和精神心理专业人员一起来理解它、干预它,就一定会重获健康、幸福、有成就的人生。本章将对临床常见的九类精神障碍的临床表现、形成原因以及应对策略进行介绍。以期科学引导公务员群体能够树立正确的精神心理健康观念,加强与精神卫生专业机构人员的合作,维护好心身健康。

一、焦虑情绪与焦虑障碍

张科长的担忧——焦虑情绪

在政府工作的张科长今年 35 岁,刚刚被提拔为科室负责人,与青梅竹马的丈夫恩爱有加,生活幸福,令人羡慕。可就在 1 周前,张科长在体检时,颈部 B 超发现甲状腺单发结节,建议进一步的穿刺细胞学检查。

在得知这一体检结果后,张科长感到紧张担心,怀疑自己得了甲状腺癌,还担心已经转移了,甚至想到如果自己真得了癌症,那3岁的女儿怎么办? 为此事,张科长的睡眠也受到了影响。看到忧心忡忡的张科长,她的爱人很担心她是不是得了焦虑障碍,遂带她看精神科医生。精神科医生通过进一步了解,发现张科长在之前从未出现过这种情况,而这次的焦虑、紧张是事出有因,并且近期也并没有影响到正常的工作和生活。所以判断目前张科长只是出现了一过性的短暂焦虑情绪,并不是焦虑障碍。

1. 何为焦虑情绪

上文中的张科长得知自己有甲状腺结节时,便出现了紧张、担心等焦虑情绪,这其实是我们人类在面临潜在的、真实的危险或威胁时都会产生的情感反应。焦虑是人类在与环境作斗争及生存适应的过程中发展起来的基本人类情绪,是正常情绪的一种情感表现;是个体通过认知评价,预料到内外刺激对其自尊及安全产生威胁,而又自感没有能力应付时产生的一种强烈持久的情绪体验,并引起相应的生理和行为变化。焦虑并不意味着都是有临床意义的病理情绪。绝大多数由一定原因引起的,可以理解的、适度的焦虑,属于正常焦虑。另外,我们还需要认识到焦虑情绪的积极意义,人类只有在应激面前保持适度的焦虑,才可能激发起内在的动力,寻求积极资源;才可以充分地调动身体各脏器的功能,提高大脑的反应速度和警觉性,做好准备,应对困难,进而才能够解决问题。

但是当焦虑的严重程度与客观事件或处境不相称,或持续时间过长,并且严重影响到工作、生活质量时,我们就应该警惕自己是否已经与焦虑障碍不期而遇。

2. 何为焦虑障碍

王先生的"忐忑不安"——广泛性焦虑障碍

40岁的王先生,8年前父亲因癌症去世,4年前母亲查出冠心病,一直由王先生照顾。一年前王先生逐渐出现不明原因的紧张和担心,整天忐忑不安,担心孩子上学路上会有危险,坐车时担心会有交通事故,担心自己工作时会出错。他的工作能力出现下降,注意力不能集中。有时他会坐立难安,来回踱步;有时他会感到心慌气短、胸闷、出汗、手脚麻木。他特别害怕突然发出的声响,甚至连电话铃声都会吓他一跳。他晚上睡觉时还会浮想联翩,想明天要发生的事情,想今天已发生的事情,越想越睡不着,接着就是若想睡不好觉,明天上班怎么办。虽然家人向其反复保证不会发生不好的事情,但始终是无济于事。他担心自己的精神状态会影响到家人,遂决定休一个长假,让自己放松下来,但状况并没有因此好转。然后,他又到综合医院就诊,做各种检查,也没查出任何躯体疾病。后经综合医院内科医生建议,王先生到精神科就诊,精神科医生通过详细的问诊和心理评估,确定他为焦虑障碍,以弥漫性的慢性焦虑体验为主要特征。

焦虑障碍是焦虑严重达到变异水平的焦虑,是一种病理性情绪,是一组以焦虑为突出临床表现的精神障碍。王先生的症状至少已经持续1年,主要表现为过分的紧张和担心,这种紧张不安、担心或烦恼与现实很不相称,使人感到难以忍受,但又无法摆脱,同时伴有交感神经活动增强所致的躯体焦虑表现:心慌、胸闷、出汗、手脚麻木、警觉性增高、对声音等外在刺激敏感、易惊吓。此外,还伴随失眠、思维反刍等。虽有亲友的开导,尝试减轻工作压力,但均没有效果。工作能力受损,生活质量下降,同时还能排除其他致病因素,因此这符合焦虑障碍的诊断标准。

在日常生活中发生焦虑不适的表现不尽一致,有的诸如王先生所表现的没有原因或与原因不相称的持续存在的担心、焦虑、恐慌,我们称之为广泛性焦虑;但还有比较常见的其他类型的焦虑障碍。我们再看另一个案例:

小李的"心脏病"——急性焦虑障碍

小李3年前研究生毕业后在一线城市的政府部门工作,自感工作和生活压力很大。半年前的一天,小李在乘公交车上班的途中,突感心慌、胸闷、气短,感觉自己要心脏病发作,被"120"急救车送至附近医院急诊科诊治,但心电图等各种检查却未见明显身体异常。在此后,小李常在乘车或地铁时出现心慌、胸闷、气急、呼吸困难的感觉,每次发作感觉像马上要死了一样,每周都要发作 1~2 次,每次发作 3~5 分钟。曾多次拨打"120"求救,被急送医院进行心电图、心脏造影等多种检查,除了提示心动过速,其他检查结果均正常。近 1 个月来,小李的情况愈发严重。他担心自己会再次出现以上的症状,甚至害怕自己会晕倒猝死。为此不敢独自出门,不敢乘坐地铁、公交车。

从这个案例中我们可以看到,小李并没有得心脏病。那小李究竟是怎么了? 其实他患上了另一种焦虑障碍——急性焦虑障碍。小李的胸闷、气短、呼吸困难是一种躯体焦虑的表现,但因具有短时间内突然发作的特点,常使人感到濒死感或失控感,正如小李所体会到的"每次发作感觉像马上要死了一样"的感觉。而这种感觉又会使他感到异常恐惧紧张,从而出现预期担忧(担心会再次出现以上的症状)和回避行为(不敢外出等)。同时因其发作的突然性和不可预测性,以及发作时的濒死感和失控感,小李会将这种症状归因于严重的躯体疾病,频繁到医院急诊室就诊,但检查多无明显异常。随后又就诊于医院各个科室,试图发现器质性疾病的证据,但仍不能解释疾病病因,因而更加焦虑。

3. 焦虑障碍的成因

焦虑障碍的发生可能是生物学因素与心理、社会因素共同作用的结果。目前研究显示,生物学因素主要是大脑神经递质代谢的紊乱。而心理、社会因素则包括父母过度保护的养育态度,比如说父母向孩子过分强调外界危险性,则会让孩子长大后更容易形成易焦虑人格,而儿童期的躯体虐待或性虐待经历也是造成焦虑障碍的高危因素之一。此外,人们在发病前常有各种各样的生活压力或应激创伤事件。以王先生为例,王先生是家中独子,并且是老来得子,从小处处被保护,生怕受半点的伤害委屈,这会让王先生产生"我是弱小的,没有能力"的自我核心信念,同时母亲遇事容易焦虑悲观,父亲常年忙于工作,做事要求尽善尽美,养成了王先生胆小、易紧张、追求完美的性格特点。而近年来父亲患病去世的应激事件,照顾生病母亲的长期压力,日积月累之下逐渐造成焦虑障碍。

4. 焦虑障碍的应对

社会心理因素和生物学因素在焦虑障碍的发病中具有重要作用,因此针对焦虑障碍的解决方案应该是药物治疗和心理治疗的联合干预。

（1）药物治疗

越来越多的证据证明，抗抑郁药治疗焦虑障碍是有效的。例如：舍曲林、帕罗西汀、度洛西汀、艾司西酞普兰等药物。但焦虑障碍的药物治疗专业性很强，因此患者应该在精神科医生的指导下服药和调整剂量，药物使用过程中不可骤然加量，也不可骤然停药。

（2）心理治疗

心理治疗对焦虑障碍的疗效与药物相同，甚至在远期效果上可能会更好，其中认知行为治疗是治疗焦虑障碍疗效证据最充分的心理治疗方法，主要内容包括：

1）确认过去和现在与焦虑有关的事件。

2）确定引起焦虑的歪曲想法。

3）训练、掌握肌肉放松技术或呼吸调节技术。

4）学会应对焦虑和分散注意力的策略，例如增加社交活动、谋求职业、锻炼身体等。

5）接受有事实根据的、积极的自我认知，增强自我处理非理性焦虑的自信心。

6）学会从另一视角看待焦虑，重新构建对焦虑的认识。

7）坚持直接或间接接触焦虑或回避的物体、场所或情景，从而减轻或消除对物体、场所或情景的害怕和回避行为。

8）寻找自己曾经在何时、何地与何人，采用何种方法成功处理和度过焦虑的经验，并在未来的生活、工作中有意识地运用。

二、抑郁情绪与抑郁障碍

1. 何为抑郁情绪

小王的郁闷——抑郁情绪

25 岁的小王是北京某名牌大学的应届毕业生，今年考取国家公务员进入某部委工作。初出茅庐的他对未来充满了信心，但 3 个月后他却遭受到诸多烦恼与不快：小王在学校时成绩优秀、帅气阳光并且担任学生干部,是公认的青年才俊和焦点人物。工作后发现同事们个个学历高、能力强,即便是平时不善言谈、穿着朴素的老杨,在外事活动中一口流利的英语也让他震惊不已。除此之外,小王的工作也不顺利,绞尽脑汁准备的稿子还是被领导批评了。连续一周,小王总是闷闷不乐、无精打采,上班时心不在焉、丢三落四。他从网上查到自己可能是得了"抑郁障碍",则更加忧虑。

老杨见过太多刚参加工作的年轻人,他们初入职场,眼高手低,产生落差感和失落感,严重的甚至患上抑郁障碍。于是他建议小王到医院就诊咨询。经过仔细问诊和检查,精神科医生告知小王并没有患"抑郁障碍",而是短暂的"抑郁情绪",不需要服药,积极调整后完全可以恢复正常。

抑郁情绪和喜悦、愤怒、恐惧等情绪一样,是人们常有的体验,例如对应激和挫折的适应反应、丧失亲友的悲伤、短暂的悲观和失望等。抑郁情绪在生活中十分常见,一般都有明确的诱发因素,尤其与心理压力密切相关,通常持续时间较短,很快能自行缓解。情绪低落的程度较轻,虽然会带来痛苦感,但也是在提醒个体去作出调整。小王的这种不良状态只在工作时出现,他的业余生活、娱乐、社交均未受严重影响,医生也没有发现抑郁障碍的其他相关症状,因此只是一种抑郁情绪。

如果抑郁情绪异常强烈且久久萦绕不去,对心理活动的其他层面或躯体状况造成严重不良影响,往往意味着抑郁障碍的来临。

2. 何为抑郁障碍

老杨的"唉声叹气"——抑郁障碍

临近年关,各种会议、总结、检查等工作任务接踵而来,连老杨这位50岁的"老资历"都逐渐感到难以承受,这段时间血压和血糖也有异常升高。更令人烦恼的是老杨睡眠不好,经常凌晨三点就醒了,而且醒来后就很难再入睡,白天也总打不起精神,反应迟钝,那些程序性的工作做起来也很困难。老杨的脾气变坏了,动辄跟爱人发怒,总觉得心里窝着一团火。坐立不安,脑子里总想些乱七八糟的事,对很多鸡毛蒜皮的事耿耿于怀,时常感到阵阵心慌,身上忽冷忽热。老杨周末不再和朋友出去爬山、摄影,总是一个人在屋里发呆,唉声叹气,甚至偷偷抹眼泪,觉得活着真没意思。老杨的爱人看在眼里急在心头,主动拉着老杨出去旅游,说暖心的话宽慰他,但老杨似乎"油盐不进",怎么都高兴不起来。同事小王也注意到了老杨的反常,于是联系老杨的爱人,一起劝说老杨去医院就诊。经过仔细的问诊和检查,医生告知老杨患了抑郁障碍,需要尽快进行系统治疗。

抑郁障碍与单纯的抑郁情绪相比,症状表现更严重且广泛。抑郁障碍患者存在持续且明显的心境低落或兴趣丧失,感受不到快乐,精力体力严重下降,疲乏无力。脑力明显下降,记忆力和注意力都可能有不同程度的损害,头脑像生了锈的机器,联想变得迟钝。很多患者变得毫无自信,自责自罪,悲观厌世,严重者甚至出现自伤、自杀行为。此外,在躯体方面也会有不同程度的反应,例如各种不舒服、烦躁担心、胸闷气短、头痛头晕、失眠、昼夜节律紊乱、食欲减退及体重下降等。当上述大部分表现持续存在 2 周以上,且严重影响到工作和生活质量时,应该怀疑罹患了抑郁障碍。另外,有一些特殊类型的抑郁障碍,其表现不易被周围人察觉,以下两种需要特别关注:

(1) 微笑型抑郁

罹患此类抑郁障碍的人,内心深处不会感受到真正的欢乐和喜悦,但并不代表他们不会笑。当被痛苦或笨拙弄得不知所措时,可能投以苦笑;当职场或社交需要时,可能报以礼节性的微笑。有些患者甚至可以谈笑风生,让人很难把他与抑郁障碍联系起来。由于内心有深刻的抑郁体验,这些笑容显得生硬勉强,或明显是训练出来的。微笑型抑郁常见于那些自尊心强、有一定社会地位或具有职业特点的患者。

(2) 隐匿型抑郁

此类抑郁障碍患者主要表现是大量的躯体不适症状,如胸闷心慌、头晕头痛、腰酸背痛、恶心呕吐、疲乏无力、食欲不振等。多数患者以为自己得了某种躯体疾病,反复在综合医院就诊,经过各种检查并未发现明显器质性疾病。这类患者实际上是存在抑郁症状的,只是被各种不舒服的躯体症状掩盖了,因此被称为隐匿型抑郁。

医生对老杨的症状进行了梳理:严重的情绪低落和兴趣减退已经持续 3 周以上,同时伴有明确的精力体力下降、失眠(早醒)、食欲下降、思维迟缓、自责、悲观以及厌世情绪。亲友的关爱和老杨的自我调整,都没能使上述症状得到改善。其工作、生活、社交等各个方面都受到严重影响,目前可以排除其他致病因素,因此符合抑郁障碍的诊断标准,且伴有明显的焦虑特征。

3. 抑郁障碍的成因

抑郁障碍的病因目前尚不完全清楚,一般认为是生物学因素与心理社会因素相互影响、相互作用的结果,两种因素孰轻孰重因人而异。以老杨为例,正处于男性的"更年期",在这个阶段,无论生理状态还是心理状态,都比较敏感。老杨工作压力大,性格又容易紧张焦虑,如果不及时调整,日积月累,就容易受到抑郁障碍的侵扰。老杨这次抑郁发作最主要的诱发因素是工作压力。压力和抑郁障碍的关系密切,常常是诱发因素。另外,老杨患有高血压和糖尿病,这些慢性躯体疾病一方面是抑郁障碍的危险因素,同时抑郁障碍反过来又会增加高血压、糖尿病的治疗难度,二者互相促发又相互恶性转化,增加彼此的治疗难度。

4. 抑郁障碍的应对

抑郁障碍提倡综合治疗模式,包括药物治疗、心理治疗、社会家庭支持、自我调节等。

（1）药物治疗

服药并不是唯一的治疗手段,但对于那些病情较为严重的患者,药物治疗是一切治疗的基础,也是最重要的组成部分。这就好比房子的地基,如果没有地基,把房子装修得再好也没有意义。目前临床常用的抗抑郁药都是经过反复的、严格的临床试验验证后才能获准上市销售,也就是说凡是允许应用于临床的药品,均具备相当程度的安全性保障。这些药物既可以治疗抑郁症状,又可以改善焦虑症状,还不会让人成瘾,也不会伤害大脑。

和其他药物一样,抗抑郁药物在具有明确疗效的同时,也可能存在一定的不良反应。医生会根据患者的疾病特点以及躯体情况来制订药物治疗方案,并且一定会充分考虑副作用的可能性。只有在利远大于弊时,才会建议服药。严格按照医嘱服药,绝大多数患者不会出现严重的不良反应。抑郁障碍的药物治疗专业性很强,应该在医生指导下服用和调整剂量,如有不适及时复诊,不宜随意加减药量或擅自停药,以免造成病情波动或贻误治疗时机。

（2）心理治疗

认知行为心理治疗在抑郁障碍的治疗中具有很好的疗效,主要包括以下核心策略：

1) 识别负性信念

"我心情不好,我什么也不能做""我什么也做不好,我一无是处""别人很讨厌我""活着就是一种累赘""我好不了了,我没救了"……这些是抑郁障碍患者最常见的内心独白。每当抑郁发作时,负面的想法蜂拥而来,源源不断。这些想法信念让人们在情感痛苦面前变得更加脆弱,使得抑郁情绪一直延续,而抑郁情绪的持续存在会进一步使得患者快感缺失,更加回避退缩。因此,我们首先要识别出这一系列的负性信念,从而让人们不会在抑郁的漩涡里面越陷越深。

2) 积极自我对话

负性信念在抑郁障碍中扮演着重要角色,从而影响情绪感受和行为反应。所以,抑郁障碍心理治疗的一个重要部分就是帮助患者摘掉有色眼镜(消极认知模式)。首先要进行自我觉察,觉察此时此刻的情绪感受,问一问自己的内心"我现在的感觉是什么? 郁闷、担心、生气……我郁闷时脑海里出现了什么想法? 我想做什么?"当我们觉察到自己的情绪,以及情绪背后的想法后,我们可以利用自我修正负性想法工具箱去修正自己的想法信念,进行积极自我对话。

自我修正负性想法工具箱

1. 明确支持与反对的证据

支持和反对这个想法的证据是什么?

我的想法符合现实吗?

如果不符合? 那符合现实的想法是什么?

除了我现在想到的可能,还有其他的可能 / 解释吗?

2. 双重标准

如果我的朋友遇见我这样的情况,我会对他 / 她说什么?

10 年前我会对自己说什么?

如果我是心理治疗师,我会说什么?

如果说法不一样,那是什么原因导致不同的说法?

3. 利弊分析

如果我一直这样想,我会怎么样?

如果我改变了这个想法又会怎么样?

3) 新的行为激活

在抑郁的恶性循环中,不行动意味着回避退缩,负性预言的自我实现,也无法达到自我积极强化。为了打破这个循环,我们需要把注意力放在此时此刻的经历上,给自己开出每天的"活动处方",并记录每天的活动(活动日程表),评估每项活动的愉悦感和成就感(0~10),这可以帮助我们规划每天的时间,观察做什么样的事情可以让自己感觉好一点,从而"激活自己",向着更有价值的方向行动! 如果抑郁 = 失功能的想法 + 无行动(回避退缩)的话,那么,康复 = 行动(目标)- 冗思。

(3) 社会家庭支持

抑郁障碍的康复是一个缓慢的过程,不能仅依靠对症的药物和心理治疗技术,更需要细心、恰当的关怀和抚慰。对于患者来说,良好的社会家庭支持系统是康复的重要条件。温暖的亲情、正确的理解与对待,是亲友对抑郁障碍患者最大的帮助。

医生告诫刘阿姨要做到鼓励和支持老杨就诊。如果老杨病情有波动,不要只顾着惋惜或同情,应该及时陪他来看医生。此外医生还建议刘阿姨和老杨一起了解抑郁障碍的相关知识,这是一种疾病,并不代表脆弱、小心眼儿或没本事,不要觉得丢面子,应该消除老杨对疾病的羞耻感。身为家属,应多陪伴,严密监护,鼓励患者科学乐观的对待疾病,积极治疗。在平时的生活中,还要注意以下几点:

1) 不需要小心翼翼或特别关注,这反而会增加患者的心理负担。要鼓励患者加强自理能力、自我控制能力的训练,培养良好的生活习惯和兴趣爱好,提高处理事务的能力。

2) 营造轻松愉快的家庭氛围,做好心理疏导,耐心交流和沟通。要对患者的情绪和言行进行细致的观察,切忌盲目乐观或急于求成。

3) 不要因为担心影响情绪就一味顺从患者,该管的一定要管,例如督促患者进行适当的体育运动,控制体重,保证充足的睡眠时间。

4) 尽量陪伴患者定期到医院复查,有条件时可参加一些心理康复教育和培训,及时调整用药和康复训练措施。病情波动时,力求做到准确预判,及早治疗,不等不拖。

(4) 自我调节

1) 心理调节,客观、理性地看待差距。

2) 和他人多沟通,虚心请教。

3) 多阅读,学习业务知识以及心理健康知识。

　　4) 健康、规律的饮食和作息习惯,适度的体育运动。

　　抑郁障碍患者如果得到系统的治疗会取得很好的疗效,但是它的复发率还是很高的。影响复发的因素很多,常见的有:①维持治疗的药物剂量及时间不足,大部分抑郁障碍复发是因为没有接受充分的维持治疗;②不健康生活方式如熬夜、嗜烟酒、缺乏运动等;③不良生活事件和应激,特别是人际关系的紧张和丧失;④社会适应不良;⑤慢性躯体疾病,身体出了毛病也容易导致抑郁再次发生;⑥缺乏社会和家庭的支持,亲友的关爱和理解必不可少。因此,抑郁障碍患者应该尽可能避免这些复发因素。

　　总之,抑郁障碍是一种常见的、可以治疗的疾病。和其他千千万万种疾病一样,既可及时有效地治疗得以康复,也会因恐惧、拖延而恶化。是否罹患抑郁障碍,应该由专业人士来作出判断。如果公众对于抑郁障碍有更充分的了解、更深刻的认识,必然有助于早期发现、早期治疗,这对抑郁障碍患者的康复具有重要意义。

三、睡 眠 障 碍

李先生的"夜不能寐"——失眠障碍

　　35 岁的李先生在 10 年前考取公务员进入某机关单位工作后,一直感觉工作压力较大。最近两年,李先生开始逐渐出现入睡困难、早醒、睡眠质量差。一周有两三个晚上会出现躺在床上翻来覆去睡不着的情况,好不容易迷迷糊糊睡了,可还是睡不踏实,总是做奇奇怪怪的梦,第二天一大早就醒了,仿佛一夜都没睡的样子。所以,李先生每天一到夜幕降临,就惶恐不安,预感到自己又将度过一个难熬的不眠之夜,李先生为此感到十分痛苦。让家人买一些助眠的营养品回来,但他服用后,并没有起到任何效果。最近半年,李先生感觉工作压力日渐增大,他的睡眠问题也进一步加重,每晚只能睡 3~4 个小时。早晨起床也非常困难,上班经常迟到,白天感到困倦疲乏,工作常常出现低级错误,与别人说话也显得无精打采。单位的领导和同事发现他的情况,劝他到医院去就诊。

　　于是,李先生在家人的陪伴下,去了一家精神卫生专科医院就诊,详细叙述了多年的失眠经历。医生告知李先生患有一种睡眠障碍——"失眠障碍",通过药物及心理行为干预是完全可以恢复的。

1. 何为失眠障碍

失眠障碍是一类常见的睡眠障碍。在临床上主要分为慢性失眠障碍和短期失眠障碍,二者最主要的区别就是时间上的区别,短期失眠一般是指三个月以内的失眠,且对于失眠的频率没有规定。慢性失眠障碍持续的时间在 3 个月以上,且每周至少出现 3 次。主要的特征有入睡困难、睡眠不深、易惊醒、早醒、醒后不易入睡、醒后感到疲乏、白天思睡。患者常对失眠感到焦虑和恐惧,严重时可影响其工作效率或社会功能。

2. 导致失眠的因素

上文中李先生的失眠障碍主要与长时间的工作压力有关,之后由于对失眠的过度恐惧让失眠进一步加重并得以长期维持。

临床上导致失眠障碍的原因主要有以下几个主要因素:

(1) 躯体因素

如疼痛、瘙痒、咳嗽、夜尿等。

(2) 环境因素

如生活习惯的改变、更换住所、声音嘈杂和光线刺激等。

(3) 药物及饮品

如咖啡、浓茶、中枢兴奋药物、苯丙胺或者戒断反应。

(4) 神经精神疾病

最常见的原因是精神紧张、焦虑、抑郁、恐惧等。

(5) 其他

白天生活的影响、性格特征、不良睡眠习惯以及遗传因素等。

3. 失眠障碍的应对

短期失眠障碍往往可以找到相关的诱发因素,去除这些诱因可使部分患者睡眠恢复正常;对于慢性失眠障碍,可以临时服用安定类药物助眠,但药物的使用需要在精神科医生的指导下进行,想要停药也需要寻求医生的帮助,以减少停药带来的不良后果,同时结合心理及行为治疗,使睡眠逐渐恢复正常。

(1) 药物治疗

李先生到医院就诊后,医生给他开了安定类药物并建议必要时再服用,尽量不要长期服用,并且规律门诊随诊。李先生当天晚上睡前便服用了一粒,立刻感觉天旋地转,遂躺下就睡,一觉睡到天亮。虽然醒来有些困倦,略有头痛,但李先生已经许久没有体验到这舒服的好觉了。第二天,他为了保证自己不再失眠,又服用了一粒,第三天、第四天……李先生开始频繁服用安定类药物,一天不吃就睡不着,有时一晚上还不止吃一颗。这时李先生又开始担心了,怕自己不能摆脱药物的依赖。

由于安定类药物有抗焦虑、镇静的作用,起效较快,导致临床上长期使用安定类药物助眠的情况越来越常见。但长期、大量服用安定类药物容易成瘾,利少弊多,可能会出现一系列危害,如记忆损害、摔倒、药物依赖、中毒、戒断症状等。因此,对助眠药物的使用一定要在精神科医生的指导下进行。

(2)心理行为干预策略

针对于失眠障碍,心理行为干预起着重要作用,主要包括以下策略:

1)限制咖啡因、酒精摄入以及戒烟

摄入过多的咖啡因会导致入睡困难、易醒以及降低睡眠质量,同时还能引起紧张、心悸、眩晕等不适。关于酒精,很多人会认为睡前喝点酒有助于睡眠,但实际上,人在入睡后仍需要消化代谢酒精,会破坏睡眠结构和节律、减少深睡眠时长,加重打鼾或睡眠呼吸暂停,从而影响睡眠质量。而烟草中的尼古丁则能够导致人兴奋。大多数人在戒烟后,睡眠质量得到了一定程度的提高。

2)保证舒适的睡眠环境

想要睡好,卧室的环境是非常重要的。检查好睡眠床是否有凹陷或者不平,检查枕头是否符合人体的颈部弯曲,检查是否有发光的物品或者电器,是否有嘀嗒作响的时钟,与此同时还要注意保证卧室有合适的温度。

3)培养良好的睡眠习惯

睡眠前避免做太费脑、体力的事情;睡前安排足够的时间让自己放松,做些放松训练、瑜伽、听音乐等;半夜如果醒来不看时钟,以免加重对于失眠的担心;白天躺在床上小睡的时间不要超过30分钟,下午3点以后避免小睡;周末不要大量补觉,以防生物钟紊乱;维持固定的上床和起床时间,避免提早上床或者赖床补觉。

4)尽量不要因为失眠而减少次日计划好的安排,否则会导致睡眠的驱动力不足,加重第二天晚上睡眠问题。

5)刺激控制法

除了睡觉和性行为以外,避免在床上或卧室从事其他活动,如看手机、看电视等;要感觉到想睡觉时才可以上床,减少躺在床上的失眠时间,打破床与清醒焦虑的连接;如果在床上躺了20分钟仍无法入睡,需要离开床,做一些自我放松的事情,如听音乐或者看散文,直到有睡意再上床;无论前晚睡了多久,第二天必须在固定的时间起床。

6）矛盾意象法

躺在床上入睡时产生相反的意念，也就是尽量使自己保持清醒，但不可以乱动或从事其他行为来维持清醒。这个方法主要是降低睡不着的焦虑，对于失眠者来讲，会比用力让自己睡着更容易，也会更容易困倦。

7）积极的态度对待失眠

以平常心对待睡不好这件事；一个晚上睡不好不代表永远睡不好，也不代表第二天什么都干不了；不是每个人必须要睡 8 个小时才好，睡眠质量的重要性远远大于睡眠时长；你比你想象中睡得更多！

4. 其他睡眠障碍

除了失眠障碍以外，在人群中还有其他几类睡眠障碍，它们往往比较容易被忽视和误解。

（1）阻塞性睡眠呼吸暂停低通气综合征

打鼾的人睡得香吗？一般人都以为打鼾等于睡得好，其实这是一个不正确的错误认识。因为打鼾可能是睡眠呼吸出现了问题，打鼾意味着在入睡时，呼吸道狭窄，呼吸过程发生阻塞，严重者可诊断为阻塞性睡眠呼吸暂停低通气综合征（OSAHS）。如果打鼾明显，且睡眠质量变差或者白天乏力无精神，需要及时去睡眠呼吸科进行多导睡眠监测检查以明确诊断，指导下一步的治疗。

（2）不宁腿综合征

很多患者一到晚上睡觉时，腿就开始出现不适，如虫爬、酸胀、麻木等，常反复不停地抓挠自己的双腿。即使伤痕累累也常无显著缓解，有些患者会因此彻夜失眠，这种奇怪的现象称作"不宁腿综合征"，简单来讲就是腿部不安宁、无处安放，这是一种可以治疗的疾病。建议存在上述症状的人，应当提高警惕，及时到医院就诊。

（3）发作性睡病

失眠很苦恼，大家都期望多睡，但另外有一类人，每天仿若"睡神"附体，工作、学习中，甚至在说话聊天时都能够睡着，这可能是患有了发作性睡病，发作性睡病如果在行走、开车等状态下发作，存在巨大安全隐患，需要及时去医院行多导睡眠监测检查并进行相关治疗。

（4）快速眼动睡眠行动障碍

有些人在睡梦中随着梦境手舞足蹈，甚至出现暴力行为，身体无法保持正常的休眠静止状态，出现这种症状的人多数会出现神经退行性疾病，例如帕金森病、多系统萎缩、路易体痴呆,需要及时去神经内科进行相关诊治。

总之,随着生活节奏的越来越快、压力日趋增大,作息也越来越不规律,很多人都正在遭受睡眠障碍的痛苦。睡眠障碍像其他疾病一样,都需要早关注、早治疗。经过正规、系统的治疗,多数患者可以获得较为理想的疗效,不要过度恐慌。

四、应激相关障碍

1. 何为急性应激障碍

难以承受的"晴天霹雳"——急性应激障碍

黄女士是某机关的文职人员,丈夫是一位大学教授,已结婚20年,感情很好。有一个16岁的女儿,一家三口的生活过得平淡却很踏实。两个月前的一个周末,黄女士看天气很好,便想要到郊区游玩,于是一家三口驾车外出。但当他们行驶在高速公路上时,一辆大货车违规超车,致使他们所驾驶的汽车猛烈侧翻,黄女士的丈夫头部受到猛烈撞击,当即遇难。虽然黄女士只是受了轻伤,但是眼睁睁地看着丈夫死在了自己的怀中。此后的几天,黄女士出现精神恍惚,彻夜不眠、不吃不喝,时而哭泣、时而淡漠。家里人非常担心,赶紧将其送至精神专科医院就诊咨询。经过医生对黄女士的精神检查和对其所发生事情的了解,诊断为"急性应激障碍"。

急性应激障碍是由于突然而来且异乎寻常的强烈应激性事件所引起的一过性精神障碍。急性应激障碍起病在创伤事件发生后,病程短于4周。一般在遭受超强应激性事件后几分钟即出现症状,通常会经历三个阶段:

(1)茫然阶段

多数患者表现为"茫然"或"麻木"状态,伴有一定程度的注意力障碍,不能领会外界刺激,有时不能说出正确的时间、地点、人物,有时自发只言片语,内容零乱,令人难以理解。

(2)混乱阶段

病情继续发展,患者可表现出各种混乱、变化不定的症状。如活动明显减少，长时间内保持呆坐或卧床不起，对外界刺激，如家人呼唤、要求等无相应反应，虽然有睁眼等眼部运动，但始终沉默不语。有的表现为抑郁状态，终日情绪低沉、疲乏少动，不断地悔恨、自我谴责，常常伴有失眠、噩梦、甚至在绝望的情绪下出现自杀行为等。也有少数患者在强烈的精神创伤作用下出现躁狂症状，如表现异常亢奋，言语增多且夸大、活动过多、终日不眠，到处走动、乱逛，常常伴有恐惧、焦虑和面色潮红、多汗、心动过速等躯体症状。其言语内容与所受精神创伤有关，能被人理解，偶见伤人毁物等冲动行为。患者在疾病严重期会出现片段的幻觉、妄想等精神病性症状，其内容也与所受刺激有关。

（3）重建和恢复阶段

本病病程短暂，一般在几小时至一周内症状消失。事后患者对病情可有部分或大部分遗忘，难以全面回忆。部分患者及时治疗可完全恢复正常。

根据医生的临床判断，黄女士目前处于"急性应激障碍"的茫然和混乱的阶段，其无法有效地完成自我照料，具有很大的安全风险。因此，应该积极治疗。在医生的建议下，家人同意让黄女士住院治疗。

2. 急性应激障碍的应对

急性应激障碍多起病较急。因患者在发作时症状变异较大，有一定冲动性，建议积极治疗。治疗方法包括：

（1）药物治疗

对症治疗是必要的措施之一，特别是对那些激动不安，或者兴奋躁闹的患者，需要尽快应用。适当药物使症状较快缓解，降低行为的危害性，改善接触，便于开展心理治疗；同时保证患者良好睡眠，减少机体过度消耗。对于焦虑不安的患者，常用劳拉西泮等抗焦虑药或催眠药物，但药物剂量以中、小量为宜，不可过量，疗程不宜过长。对兴奋、躁闹或严重抑郁的患者，可选用新型抗精神病药或新型抗抑郁药，选用何种药物根据病情灵活掌握，症状缓解后不宜长期维持治疗。

（2）心理治疗

此精神障碍由强烈的应激性生活事件引起，故心理治疗具有重要意义。在患者能够平静交谈的情况下，建立良好的医患关系，采用疏导、解释、支持、鼓励、指导等支持性心理治疗技术，对患者的症状表现进行解释，在保护、鼓励其宣泄内心痛苦的同时，调动患者内部积极资源，认知重建，帮助其正确面对现实，提高应对能力，避免过大的创伤。同时，尽可能改变环境，削弱应激源的持续影响，取得社会支持，尽快缓解其应激反应。

（3）其他

对处于急性期明显抑制或过于兴奋的患者,要加强安全保护措施,防止冲动性的自伤和伤人情况的发生。对于不能主动进食的患者,要积极输液、补充营养、维持水和电解质平衡,保证每天的热量供应。对于有严重自杀企图或兴奋躁动的患者,可做电痉挛治疗。

3. 何为创伤后应激障碍

创伤后应激障碍是个体面临异乎寻常的威胁性、灾难性心理创伤,导致延迟出现的一类应激相关精神障碍。主要表现为创伤性体验反复闯入意识或梦境中,高度的焦虑状态以及回避任何能引起此创伤性记忆的场景,并且患者的心理、社会功能严重受损。该障碍多于精神创伤性事件发生后 6 个月以内发病,病程多持续 1 个月以上,可长达数月或数年,症状的严重程度可有波动性,主要临床特征为:

（1）反复重现创伤性体验

这是最常见也是最具有特征性的症状,主要包括反复出现闯入性的回忆或脑海里重现创伤性事件;睡眠中反复出现与创伤事件有关的噩梦;对创伤性事件有关的事件、场景、任务等触景生情。如有人曾经在一次溺水中幸存,当他看到河流时,可能就会出现对创伤情景的痛苦回忆,同时感到强烈的恐惧,惊慌失措。

（2）持续性焦虑和警觉水平增高

这主要包括对外界刺激过度警觉,有点儿风吹草动,就会过度反应;注意力不集中;容易发脾气;有心慌、出汗、头痛、躯体不适等躯体症状;入睡困难和易惊醒。

（3）对创伤相关的刺激持续的回避与“麻木”

这主要表现为长期或持续性极力回避与创伤经历有关的事件或场景,拒绝参加有关的活动,回避创伤的地点和与创伤有关的人或事,有时候采取拼命工作来回避回忆创伤性事件;有时候表现为对周围环境刺激反应迟钝;有时候表现为对很多事情失去兴趣,疏远周围的人。如“汶川地震”期间,一名干部在得知家中多名亲人遇难后,他表现异常冷静,更加不分昼夜地工作,拒绝向他人倾诉内心的痛苦和悲伤。

（4）与创伤性事件有关的认知和心境方面的消极改变

这主要包括对自己、他人或世界的持续性夸大的消极信念与预期,如“我很坏”“没有人可以信任”“世界是绝对危险的”;持续的消极情绪状态,如害怕、恐惧、愤怒、内疚或羞愧；难以体验到积极的情感，如不能体验幸福、满足或爱的感受。

（5）除此以外，创伤后应激障碍常合并以下症状：人际关系改变、人生观、价值观的改变，乃至人格的改变，抑郁、焦虑、睡眠障碍、自杀、攻击言行，并常伴有酒精、安定类药物等精神活性物质的有害使用或滥用等。

勇敢面对，继续前行——创伤后应激障碍

　　黄女士在医护人员的精心治疗以及黄女士家人的关心爱护下，一个月以后，黄女士的病情有很大的好转。她能够自主进食，可以做少量活动。与他人也有一些交流，睡眠方面也有较大的改善。因此，黄女士强烈要求出院，说她的丈夫很多后事需要她处理。医院综合考虑黄女士病情并与其家人协商后，同意其出院。但再三叮嘱黄女士需要定期到门诊复诊，巩固治疗。

　　回到家中，当黄女士看到空荡荡的房子，想想往昔家中的欢声笑语永远不会再有了，忍不住又放声大哭。接下来的日子，她总是不由自主地回想车祸的场景。夜间无法安然入睡，总是会梦到死去的丈夫。她总是在自责、内疚，认为都是她害了自己的丈夫。如果当天她不要求出去玩，她的丈夫就不会死了。她的状态也影响到了女儿。使得女儿的学习成绩一路下滑。她觉得自己不能再这样下去了。她必须马上振作起来，尽快回到正常的生活和工作轨道上。因此，按照出院时医生的建议，她来到了门诊，寻求进一步帮助。医生在了解了黄女士的详细情况后，诊断其为"创伤后应激障碍"。

4. 创伤后应激障碍的应对

（1）心理治疗

　　目前针对于"创伤后应激障碍"的最常用的心理治疗方法主要有暴露疗法、认知行为治疗和眼动脱敏再加工治疗等。对于创伤后应激障碍早期预防，可采用危机干预的原则与技术，侧重于提供支持，帮助患者接受所面临的不幸与自身的反应，鼓励患者表达、宣泄与创伤性事件相伴随的情感。暴露疗法可以帮助患者消退恐惧感，认知行为疗法和眼动脱敏与再加工治疗则是通过问题解决、信息处理和认知重构等，帮助患者降低焦虑，通过愉快的回忆，重新唤

起积极的情绪,建立积极、正面的信念。

（2）药物治疗

除了心理治疗以外,药物治疗也是创伤后应激障碍治疗的主要手段,主要有抗抑郁药、抗焦虑药、非典型抗精神病药和抗惊厥药等。如5-羟色胺再摄取抑制剂,氟西汀、舍曲林、帕罗西汀等,可以较好地改善闪回、回避、警觉性升高,单胺氧化酶抑制剂和三环类抗抑郁剂对闯入性回忆与噩梦疗效较显著,可以降低焦虑,改善睡眠。利培酮、奥氮平等抗精神病药物可以减少患者伴发的幻觉、妄想等精神病性症状,降低兴奋、激越,减少烦躁和侵入性的想法。

经过将近半年时间心理和药物的综合治疗。黄女士终于渐渐从失去丈夫的阴霾中走了出来。虽然她的丈夫已经离开了她,但她依然会感受到丈夫对她的爱流淌在她的心间,永远不会消失,她的丈夫仍然在牵挂着她,希望她能够勇敢、坚强、幸福地生活下去,把他们的女儿培养成人。同时,在这段令她心碎的日子里,黄女士也深深地感受到来自家人、朋友、同事对她无微不至的照顾和关心,这越发让她感受到了亲情和友情的珍贵。最后,她从女儿对她的认同和鼓舞中,也看到了自己的力量。在女儿成长的关键时期,黄女士在女儿面前所呈现出来的担当和责任,也为女儿树立了一个积极、乐观的榜样。

五、强 迫 障 碍

1. 何为强迫障碍

强迫障碍是一组以强迫思维和强迫行为为主要临床表现的精神障碍,其特点为一些毫无意义、甚至违背自己意愿的想法或冲动反反复复侵入患者的日常生活。患者虽体验到这些想法或冲动是来源于自身,极力抵抗,但始终无法控制,二者强烈的冲突使患者感到巨大的焦虑和痛苦,影响学习工作、人际交往甚至生活起居。强迫障碍的症状主要可归纳为强迫思维和强迫行为。

（1）强迫思维

强迫思维是以刻板形式反复进入患者意识领域的思想、表象或意向。这些思想、表象或意向对患者来说,是没有现实意义的,是不必要的或多余的。比如老刘反复思考有关"脏"的问题,明知不必要,但却无法让自己的思维停下来,这样的表现就是强迫性思维。当然,强迫思维内容多种多样,可以有不同于老刘的其他表现,如反复怀疑门窗是否关紧,反复担心摸了小狗就会患狂犬病,不停思考太阳为什么从东边升起西边落下,站在阳台上就有往下跳的冲动等。

(2) 强迫行为

强迫行为指的是患者为了减轻强迫思维产生的焦虑而不得不采取的行动,患者明知是不合理的,但不得不做。以老刘为例,他的强迫行为表现在反复洗手以保持干净。还有些患者总是怀疑门窗是否关紧,相应就会去反复检查门窗确保安全等。一些病程迁延的患者由于经常重复某些动作,久而久之形成了某种程序,甚至是仪式化行为。比如洗手时一定要从指尖开始洗,连续不断洗到手腕,如果顺序反了或是中间被打断了就要重新开始洗,为此常耗费大量时间,痛苦不堪。患者意识到这些都是他自己的思想和行为,也很想摆脱,但又无能为力,因而感到十分痛苦。

令老刘烦恼的"爱干净"——强迫障碍

半年前,做财务工作的老刘因为工作认真负责,被提拔为部门主管。然而升职后,工作开展得却并不顺利。他经常对下属做事不放心,而事必躬亲。3个月前,老刘莫名认为周围环境都很脏,单位及公交地铁里漂浮着各种致病菌。他明明知道实际情况并不是如此,但依然控制不住自己去想。再后来,老刘开始每天戴着口罩上下班,坐公交时离其他乘客远远的,怕沾上病菌。在单位,老刘不和同事们一起去食堂吃饭,每当一不小心碰到了"脏"东西,都要反复洗手,回到家必须将全部衣物更换后再洗澡然后才能进房间,从外面带进来的东西都需要检查并消毒,一切操作完毕后才能放心,否则他会觉得心里非常不舒服。每天这样的状态让他与同事、家人的关系越来越紧张。老刘为此感到痛苦不堪,他尝试抵制自己这样毫无必要的想法和行为,但却无济于事。万般无奈下,老刘来到精神专科医院寻求帮助。经过详细的问诊和检查后,医生告知老刘患有"强迫障碍",而且强迫的症状还在不断加重,需要在药物治疗的同时辅以心理治疗。

2. 强迫障碍的成因

强迫障碍的病因复杂、尚无定论,目前认为主要与生物、心理、社会、个性等因素有关。目前研究发现,强迫障碍的发病可能存在多种神经递质的代谢失衡和功能紊乱,无法正常发挥其生理功能。还有研究表明患者在首次发病时常遭受过一些应激事件,如人际关系紧张、学习工作受挫等。另外,强迫障碍患者个性中或多或少存在追求完美、对自己和他人有高标准、严要求的倾向,有一部分患者病前即有强迫型人格。这些人格特征与强迫障碍有关联。大致表现为以下几点:

(1) 过分疑虑及谨慎,常有不安全感,对实施的计划反复检查、核对,唯恐疏忽或差错。

(2) 对细节、规则、条目、秩序、组织或表格过分关注,常犹豫不决,往往避免作出决定,否则感到焦虑不安。

(3) 完美主义,对任何事物都要求过高,以致影响了工作的完成。

(4) 谨小慎微,过分看重工作成效而不顾乐趣和人际关系。

(5) 害怕打破常规,缺乏创新和冒险精神。

(6) 刻板和固执,不合情理地坚持要求他人严格按自己的方式行事,或即使允许他人行事也极不情愿。

有上述人格特质的人不一定都会患强迫障碍,对这类人格的识别是为了帮助我们提早识别强迫障碍,早期给予干预和减压,让这类人群更轻松地工作生活。

3. 强迫障碍的应对

强迫障碍不仅与人的个性心理因素有关,同时也与脑内神经递质分泌失衡有着莫大的联系。因此强迫障碍的治疗需要药物和心理治疗的协同作用,这是一个长期过程,包括急性期和维持期治疗。急性期治疗目的是减少强迫症状的频率和严重度,改善患者的社会功能;维持期治疗目标是消除强迫症状、改善生活质量。

(1) 药物治疗

目前使用的抗强迫药物主要在于调节脑内 5- 羟色胺等神经递质的功能,从而达到改善强迫症状的作用,包括氟伏沙明、帕罗西汀、舍曲林、氟西汀、西酞普兰等。必要时临床上也使用心得安及苯二氮䓬类药物辅助缓解患者焦虑情绪,改善失眠。但药物治疗的疗效并不是立竿见影的,一般需要 10~12 周才能达到充分的抗强迫作用,且如果治疗有效仍需维持用药 1~2 年以巩固疗效。药物的调整一定要在精神科医生的指导下进行。

(2) 心理治疗

临床上对强迫障碍的心理治疗方法包括认知行为治疗、森田疗法、行为治疗、家庭干预等。其中认知行为治疗是被研究证明为最有效的心理治疗方法之一，主要包括思维阻断法及暴露反应预防，尤其在急性期迅速减轻强迫症状方面有很大优势。

1）思维阻断法是患者在反复出现强迫思维时通过转移注意力或施加外部控制，比如利用设置闹钟铃声，来阻断强迫思维，必要时实施放松训练缓解焦虑。

2）暴露反应预防是指患者通过逐级面对能引起其强迫症状的各个情境，从而减少强迫行为。比如老刘很怕脏，必须反复洗手以确保自己不会得病。在暴露反应预防中他就需要在几次治疗中逐步接触自己的汗水、鞋底、公共厕所的门把手及马桶坐垫而不洗手。因患者所担心的事情实际上并不会发生，因此强迫症状伴随的焦虑将在多次治疗后缓解直至消退，从而达到控制强迫症状的作用。

随着心理治疗的深入，逐渐探究强迫障碍患者症状背后的心理问题，帮助其发现并分析内心的矛盾冲突，增加其适应环境的能力，重塑其健全人格也非常的重要。老刘在治疗进入巩固维持阶段，经过与心理治疗师的深入谈话，他渐渐明白自己很多问题的根源是来在于自卑和对自己的怀疑，他需要通过不断的检查确认才能够确信自己是正确的，他需要不断地寻求外界的证明才能够感受到自信。

经过药物联合心理治疗半年后，老刘惊喜地发现，自己的强迫症状有了明显的减轻，他对"洁净"的执着感没有那么强烈了，内心因为"肮脏"产生的不适感也逐渐淡化。他又恢复了往日的轻松快乐，而更加重要的是，这次患病经历也让他对自己有了更深刻的认识和理解，让他更加自信地投入到工作中去。

六、疑病障碍

1. 何为疑病障碍

赵先生的"恐艾症"——疑病障碍

46岁的赵先生是一家事业单位的部门领导，一年前的一天晚上他看到电视正在报道艾滋病，讲到艾滋病的传播途径和容易引起艾滋病传播的高危行为。他突然想到自己近期去口腔科种植牙齿，口腔科器械种类繁多、周转快、使用频率高,污染机会也就多,艾滋病患者是否也会去那里治疗牙齿疾病? 万一消毒不严格,自己是否会传染上艾滋病病毒? 当天晚上他躺在床上,辗转反侧,一夜无眠。次日,赵先生忧心忡忡地赶到医院就诊,要求医生检查自己是否患上了"艾滋病",但是抽血检查结果显示艾滋病抗体阴性。医生询问了他的情况,了解到赵先生并无不洁性生活史、吸毒史等其他高危行为,医生告诉他不必紧张,赵先生如释重负,但是回家的路上,他的焦虑再一次卷土重来,他心想:"我真的没有被传染上艾滋病吗? 是不是什么问题没有被发现? 是不是这些仪器不够先进才没有检测出来……"之后他又辗转于多家医院,反复做艾滋病相关检查,虽然均为阴性结果,但赵先生仍会非常敏锐地捕捉到自己的"可疑症状",比如发热、乏力等躯体不适症状。1个月前,赵先生再次走进传染科的诊室,将厚厚一摞化验单递给医生,已经跟他谋面多次的医生建议他到精神心理科就诊。赵先生到精神心理科就诊后,医生说赵先生的确病了,不过得的不是艾滋病,而是"疑病障碍"。

疑病障碍患者通常过度担忧自己的身体健康,对自己的身体如心慌、头晕等微不足道的变化特别警觉,担心自己患有艾滋病、乙肝、狂犬病、肾病、心脏病等严重躯体疾病。由于警觉水平的增高,一些正常的生理变化或轻微的躯体不适都会诱发患者的过度焦虑、紧张,并将这些躯体不适灾难化地解释为患严重躯体疾病的证据。为此会反复做各项与自己担忧的躯体疾病相关的检查,如担忧高血压会反复监测血压,担忧肾病会反复化验尿常规,担忧白血病会反复检查血常规,检查身上有无出血点。尽管各种检查结果阴性,但是患者往往对检查结果的可靠性持怀疑态度,仍会反复要求检查。

疑病障碍患者的焦虑指向两个方面:一方面是对身体健康和是否患躯体疾病的担忧和焦虑,另一方面是因为自己这种焦虑恐惧情绪和反复就医行为而继发的焦虑,即自己明明知道不应该为这点轻微不适如此担心,小题大做,但还是控制不住地想去检查寻求保证。这两种情绪会同时存在,相互影响,从而形成恶性循环,越是想要放下对疾病的担忧,越是纠结于此,使得焦虑水平不断上升,患者深陷痛苦的漩涡无法自拔。

2. 疑病障碍的成因

疑病症状的出现表面看似是对躯体健康的焦虑,但背后一定有其心理社会因素的根源所在。疑病障碍常会青睐于那些身居都市、生活节奏快、工作压力大的中青年人群，这类人群文化程度高、追求完美，期望自我实现，在工作中责任心强，关注细节，也容易焦虑，工作和生活的重压使他们像一架永不停歇的机器一直运转，很少有时间和精力去关照自己的身心健康，各种微小的负性情绪就像流沙一样慢慢堆积，使得心身愈加疲惫。每个人都有自我保护的本能，会采用"疑病"这种"报警机制"来提醒个体，要关照身心健康。另一种情况是个体在近期见证了亲友或熟悉的人患严重躯体疾病或者猝死之后，造成一定的精神刺激，由于缺乏医学知识，误信不正确的科普宣传，会自觉或不自觉地将自己类似的感觉对号入座，对自身躯体不适过度敏感和警觉，过度担忧身体健康，怀疑自己也患有重病。

疑病障碍也与文化因素有一定联系。有研究表明，同样是面对心理困扰，西方人倾向于按照心理疾病的模式进行解释、自我管理和寻求专业帮助，而中国人则更多的是认为躯体疾病造成的困扰，从而倾向于到医院就医、检查、药物治疗，也更愿意通过躯体症状来解释心理问题。在社会、家庭文化的影响下，个体对身体关注的程度和部位也不尽相同，例如西方人更看重四肢的力量，认为那是力量的源泉，也更易对此产生焦虑，而中国人则更关注心脏的不适，因此对胸闷、心慌、憋气等更为敏感，容易对心脏的健康状态给予高度关注，导致焦虑的产生。

另外，独居、工作生活不稳定、经济困顿、安全感缺失等因素均可成为导致疑病障碍的诱因。

3. 疑病障碍的应对

（1）摆正对"疑病障碍"的态度

与其他躯体疾病患者不同，疑病障碍患者一方面会因为担忧患病而体验到躯体不适、焦虑，另一面可能会被亲朋好友认为"心眼小、惜命"而感到被误解，这种内外交困会让患者更加痛苦不堪。事实上，我们每一个人关注自己的健康是正常的，也是非常有必要的，只不过疑病障碍患者是过度关注身体健康而导致焦虑。"疑病"并不可耻，不是矫情，不是心眼小，也不是无病呻吟，是和其他疾病一样的困境。在社区调查中，健康人中焦虑和疑病的患病率在1.3%~10%，并不少见。

（2）寻求社会支持和专业帮助

如果怀疑自己有疑病倾向，要去寻求精神心理科的专业帮助。目前疑病障碍以心理治疗为主，再辅以抗焦虑药物治疗，会逐渐改善症状。也可寻求亲友的支持,向他们表达你对躯体健康的担忧、焦虑和恐惧,或者清晰表达自己的诉求,只是需要他们的陪伴和支持。

(3) 直面疑病背后焦虑的根源

很多时候,疑病焦虑只是问题的表现形式,但是并非根源所在。比如一位在机关工作,能力非常突出的青年女性深受疑病障碍困扰,医生发现她之所以有严重的健康焦虑,是因为担心万一患有严重躯体疾病之后就无法正常工作了;如果不能努力工作,就不会取得事业成功;如果事业不能成功,父母和男友就不会像以前那么爱自己了,自己就会孤独终老。自我评价过低,追求完美和对孤独的恐惧可能是她疑病障碍的根源所在,需要通过系统的心理治疗才能得以解决。

(4) 学会忽略症状,带"病"生活

疑病障碍患者将注意力聚焦于身体健康上,患者的感觉系统会更敏感,能捕捉到躯体感觉的微小变化,这反过来会加重焦虑,建立起类似于蝴蝶效应的恶性循环。如果要解开这个恶性循环的链条,需要调整自己的认知模式和行为模式,接受事物的本来面貌,学会耐受生活中的不确定性,不要一味试图通过与焦虑对抗而消除症状,而是顺其自然,带着症状生活,做自己力所能及的事情。

(5) 尽量减少身体检查的次数

当焦虑来袭时,疑病障碍患者惯常的应对模式是去医院就诊检查排除疾病的可能,但这并非明智之举。虽然反复检查结果是阴性,会暂时让患者安心,缓解焦虑,但从长远来看,它却会使患者陷入更大的焦虑。一般而言,每年1~2次的例行体检已经可以很好地帮助我们确认健康情况、控制疾病发展,不必太过频繁。可以试着慢慢减少自己的检查次数,为自己制定一个逐渐减少的目标。

(6) 正念减压训练

正念减压训练是目前西方国家医疗体系内历史最悠久、规模最庞大的减压训练,主要是培育个体有意识地、不做任何判断的觉知当下的身心体验。主要包括:不对自己的情绪、想法、躯体感受等身心现象作任何判断,只是纯粹地觉察,耐心地与它们和平共处;不努力强求想要的(治疗)目的,只是无为地觉察当下发生的一切身心现象;接受现状,愿意如实地体验当下自己的身心。通过长期的正念训练,唤醒自己对内在的专注,觉察当下每一瞬间身心的感受,不去克制和压抑,学会接受。正式的冥想练习包括观呼吸、观想法、观情绪、躯体扫描、正念行走、正念进食等,系统而完整的正念训练通常需要持续8~10周,平均每周至少2小时密集的正念冥想训练。

七、酒精滥用和酒精依赖

世界卫生组织的报告中指出：饮酒和 64 种疾病有关，因饮酒而造成的疾病主要集中在肿瘤、心血管疾病、消化系统疾病、交通意外、蓄意伤害等方面。LANCET 杂志公布的 2010 年全球疾病总负担排行榜表明，从 1990 年到 2010 年的 20 年间，在所有疾病风险因素中，饮酒已经由原先的第六位快速攀升至第三位，仅次于高血压和吸烟。显然，过量饮酒对人们的身心健康造成了严重威胁。

难以割舍的"酒瘾" ——酒精滥用和酒精依赖

老关快 60 岁了，在机关工作已经有 40 个年头。他性格内向，平时不善言谈，但是工作起来非常认真，勤勤恳恳，任劳任怨。平时也没什么爱好，就是晚上下班回家后好喝两口。妻子心疼他工作压力大，每天晚上都会特意给他做俩下酒小菜。不知不觉，关某的酒量就"练"出来了。最近 10 年，每天半斤二锅头起步，有时候朋友相聚或是逢年过节，一斤白酒下肚也是不在话下的。去年，老关有一个升职的机会，按工作年限和资历本应该是顺理成章的事情。但是由于单位机构改革，机关领导从培养年轻干部的目的出发，提拔了另一位年龄比他小的同志，这就意味着老关在退休前升职无望了。虽然领导向其做了大量的解释工作，但老关就是想不通，整天郁郁寡欢，怨天尤人。与此同时，他开始天天借酒浇愁，饮酒量也越来越大，每天一斤高度二锅头，酒后就开始痛哭流涕，自责没出息，甚至有时会跟妻子发脾气。老关的妻子看到他这个样子既着急又生气，开始限制老关饮酒。但是，老关一天不喝就手抖、心慌，茶饭不思，根本无法工作。万般无奈之下，老关在妻子的陪同下，到精神专科医院就诊，医生告知他在长期的"酒精滥用"后，已经形成了"酒精依赖"。

关某在最初几年的饮酒模式就是酒精滥用，在后期已经达到了酒精依赖的严重程度。

1. 酒精滥用和酒精依赖的识别

酒精滥用久而久之就容易出现酒精依赖。可以给饮酒者自身以及社会、家庭带来危害。一般来讲,如果一个人的饮酒行为出现下述表现中的3条以上,即可以怀疑为酒精依赖者,应该进一步到医院进行检查。而酒精滥用主要是指饮酒影响了工作、学业、躯体或心理健康,导致了不良后果但尚未达到酒精依赖的程度。

(1) 视饮酒为生活中最重要或非常重要的事,在心中占据中心地位,念念不忘。

(2) 饮酒量逐渐增加。

(3) 饮酒速度增快。

(4) 经常独自饮酒。

(5) 以酒当药,用来解除情绪困扰。

(6) 有藏酒行为。

(7) 酒后常常有遗忘表现。

(8) 无计划饮酒。

(9) 晨起饮酒,俗称"睁眼酒"。

(10) 睡前饮酒。

(11) 喜欢空腹饮酒,饮酒时不吃菜且很少吃主食。

(12) 选择酒的品牌。

(13) 因为饮酒与家人争吵,影响家庭和睦,或因饮酒影响工作。

(14) 曾经戒过酒,但时间不长就会出现心慌、手抖、恶心、出汗、血压高、烦躁发脾气、心情不好等表现,再次饮酒后就缓解。

2. 戒酒的策略

(1) 及早发现,接受正规治疗。

有的人觉得饮酒影响生活索性不喝了;有的人担心饮酒影响其他躯体疾病的治疗干脆不喝了;有的患者家人认为患者再喝下去会有危险,因此突然加强了监管力度,限制其喝酒,甚至禁止其喝酒。他们都有一个共同的特点,那就是突然戒酒或者减少了饮酒量。酒依赖的患者停饮一天还好,只是手抖心慌冒虚汗;第二天病情加重,折腾家人发脾气;第三天可能就"糊涂"了,严重的可能摔倒、尿床、胡言乱语、不认识家人、抽搐等,严重的会出现生命危险。

因此,戒酒并不是轻松可以做到的,要按"套路"来。饮酒的患者一般存在营养不良,各种躯体疾病,以心脑血管疾病和消化道疾病多见,他们的身体经不起摔打折腾。突然戒酒,原有的躯体疾病会更加突出,而戒断症状又来势汹汹,稍有不慎就会引起连锁反应,危及生命。因此,患者或者患者家属自查有上述饮酒行为特点,则务必积极去医院确诊。如果医生确诊为酒精依赖,则必须接受正规的治疗。

(2)综合治疗,个体化管理模式。

戒酒药物中,苯二氮䓬类药物往往是精神科医生的首选。这是因为酒精和苯二氮䓬类药物在我们体内是"竞争关系"。他们都喜欢与大脑内的 γ- 氨基丁酸受体复合物结合。长期饮酒的患者,酒精进入大脑霸占这个复合物的要害位点,引起患者体内一系列反应。当突然戒酒或者减少饮酒量,患者身体会发出警告,比如心慌、手抖、血压高等,严重时身体会直接罢工。此时苯二氮䓬类药物如能及时跟进,就起了替代作用,让患者的身体不至于变化太大。苯二氮䓬类药物完成使命后也应该缓慢撤退。具体苯二氮䓬类药物剂量需要医生依据患者的身体状况、饮酒量、饮酒模式等量体定做,不能简单复制。

除了药物治疗,补充大量维生素,治疗躯体疾病等也必须重视。为防止复饮,心理治疗和后期的患者戒酒互助也不可缺少。

(3)治疗可能共存的其他精神疾病

有研究发现,50% 以上的酒依赖患者合并抑郁障碍,好多人为此借酒浇愁,而他们的状况一般得不到家人的理解帮助,此类患者的自杀率很高。老关可能已经合并了抑郁障碍,如不能及时诊治,就有可能酿成悲剧。因此,我们要远离酒精、珍爱健康、幸福生活。

八、躯体化障碍

1. 何为躯体化障碍

很多人对精神疾病分类不甚了解,以为精神疾病只是以单纯的精神或情绪症状为主要表现,但一些隐匿的情绪问题会以各种躯体的"不适感"或"疼痛感"表现出来,这种以躯体不适为主要表现的疾病统称为"躯体化障碍"。躯体的症状类型多样,且持续时间长,症状不典型,位置多变,特征性症状少,很多时候很难被及时地发现。当患者最终辗转多家医院,最终就诊于精神科的时候,多数患者可能已经发病多年了。

如果身体出现了持续存在的躯体不适,且这些症状多集中于消化系统、呼吸循环系统、泌尿生殖系统以及皮肤软组织系统。主观感觉痛苦,但临床检查未能提示内外科疾病的证据,症状长时间持续,就需要考虑"躯体化障碍"的可能。

2. 躯体化障碍的成因

躯体化障碍与生物、心理、社会等综合因素相关。生物学因素主要与体内一些神经递质的分泌有关,心理社会因素主要包括:性格特点、认知系统、情感态度、应对方式以及所处社会环境。躯体化障碍的发生发展可能和以下四个因素有较大的关系:躯体感受度、功能失调性信念、情绪失调、适应不良的行为。

(1) 躯体感受度

研究表明,躯体化障碍患者具有较高的身体警觉性和焦虑敏感性,且容易将躯体感觉扩大化,容易感知到身体的变化和不适,且倾向于把细微或模糊的躯体感觉扩大为强烈的不适和疼痛,并将感知到的躯体不适进行灾难化的理解。

(2) 功能失调性信念

躯体化障碍患者在生活中可能比常人经历更多的创伤事件,这些创伤事件常常和身体健康或疾病相关。因此,此类患者比较容易形成某种与躯体不适相关的歪曲信念,如"我的身体必须是绝对健康的""一旦身体感觉不舒服,就意味着我得了绝症"等。当他们感知到躯体不适或在生活中遇到压力事件时,这些潜伏的信念将会被激活。

(3) 情绪失调

情绪失调主要指躯体化障碍患者对情绪的不良处理方式,如回避、情感压抑等。当他们遭受创伤或压力应激事件时,由于缺乏合理的情感表达方式,这种负性情绪就会以躯体症状的形式表现出来,而感知到的躯体症状将会激活潜伏的失调信念,被激活的失调性信念将会产生新的焦虑和恐惧情绪,这又进一步加剧了躯体不适症状,从而让人们深陷"躯体不适"的漩涡。

(4) 适应不良的行为

适应不良的行为指患者感知到躯体不适症状后所表现出来的一系列适应不良的行为反应,包括对躯体症状的过度关注、反复就诊、反复检查身体、寻求保证、回避、选择性注意等。

3. 躯体化障碍的应对

因为躯体化障碍与生物、心理、社会等因素相关,所以对躯体化障碍的干预也应该采取综合治疗的策略。

（1）药物治疗

在精神科药物领域，抗焦虑药和抗抑郁药物都被推荐治疗躯体化障碍。通过调整脑内神经活性物质，例如五羟色胺及肾上腺素等递质水平，以及镇静作用，使得焦虑的情绪得到控制，从而减轻躯体症状的严重程度，有利于疾病的康复。但药物治疗一定要在精神科医生的指导下进行。

（2）心理治疗

心理治疗对躯体化障碍有很大的帮助。根据心理学方面的病因分析，可以从以下几个方面来进行自我调节：

1）科学认识"躯体化障碍"

认识到此病并不可怕，是一种可以治疗的精神障碍。尽管躯体症状十分痛苦，但并不意味着身患重大疾病，症状的引发与我们复杂的心理因素相联系，要建立起信心进行治疗。

2）调整不合理信念

客观冷静地分析自己的想法是否百分之百合理；事情的严重程度是否如自己所想；事情的原因是否除自己的想法之外有多种可能性。

3）识别和表达情绪

躯体化障碍患者不宜总是隐忍自己的内心体验，而是要正视自己内心的需要，勇敢表达自己的想法和愿望，合理宣泄自己的情绪情感。多将自己的感受与家人或朋友分享，在家庭内部寻求有效的支持系统，学会运用家庭内在力量增强我们对疾病的抵抗力。

4）行为调整

要培养自己的兴趣爱好，多参与社会活动，转移自己对躯体症状的过度关注也尤为重要。

九、慢性躯体疾病伴心理障碍

人之一生总有疾病相扰，有些如疾风暴雨，来势汹汹，却能被及时治愈，并不会对我们的心态造成太大影响。但也有些疾病，来时并不猛烈，却缠绵不去，不能被彻底治愈，时间一长，难免影响心情，甚至诱发一些心理障碍。我们称之为慢性躯体疾病伴心理障碍。

要求退社的"社长"——慢性躯体疾病伴心理障碍

工会主席老赵,今年不到 50 岁,年富力强、热心工作。为了丰富员工的业余生活,在公司成立了乒乓球社,几乎周周都有活动,还经常组织兄弟单位之间的比赛,很受职工们的欢迎。老赵自己也身体力行,每有活动从不缺席。不过最近一个月却有点奇怪,几次训练老赵都没有参加,甚至和总公司的比赛,"赵社长"也没有出席,球社的秘书小钱还收到了一封老赵的退社申请。

原来,在 1 个月前,老赵体检被查出糖尿病,这让老赵感到崩溃。自己不好烟酒,不喜好美食,才 40 多岁,生活的乐趣就被剥夺了,而且听人说糖尿病患者千万不能受伤,否则伤口长不好还会截肢的。所以这 1 个月,老赵除了去办公室之外,就足不出户,不敢骑车、不敢打球、不敢拿菜刀,生怕自己受伤,情绪也一天天消沉,还越来越容易对家人发脾气,而且治病的药也不愿意吃,认为这病反正治不好,自己这样活下去已经没有意思了。后来,在医生的建议下,老赵接受了一个阶段的心理辅导,情况才有了改观。

1. 容易伴发心理障碍的躯体疾病

随着医学的发展和深入细化,发现有些疾病往往迁延难愈,甚至会伴随终生,这些疾病中的绝大部分,其发生、发展、恶化或好转,都与生活习惯密切相关。好的生活习惯,可以促进康复,而不良的生活习惯则会导致恶化。这一类疾病,一般称之为慢性非传染性疾病(简称慢性病),往往对我们的心理健康影响最大。

所谓慢性病,不是特指某一种疾病,而是指一种长期存在甚至终身携带的疾病状态,这一类疾病大多起病隐匿,病程长且病情迁延不愈,缺乏确切的传染性生物病因证据,病因复杂。慢性病发病与生活方式和心理因素密切相关,同时还与遗传、医疗条件、社会条件和气候等因素有关。生活方式中,不合理膳食、身体活动不足、吸烟和饮酒是慢性病的四大危险因素。慢性病流行广、防治费用高、伤残率和病死率高,但是可防治、可控制。

近年来国内的慢性病呈现快速高发态势,较为常见多发的慢性病包括:高血压、糖尿病、高脂血症、脑卒中、冠心病、动脉硬化、癌症、痛风、肾功能不全、慢性阻塞性肺疾病等。

2. 慢性躯体疾病患者的心理特点

当人们在罹患慢性病之后,心理状态往往会在潜移默化中出现一些改变,比较常见的会有以下的几种表现:

(1) 过于关注自身

心中反复想着自己的病,很少关心其他事务或人,进而主观上的感觉会被放大,如能听到自己的心跳声或胃肠蠕动的声音。

(2) 依赖性增强

总希望家人和亲友多照顾陪伴、多探望、多关心自己。

(3) 心态被动

许多自己可以做的事,不愿去动手,更希望家人帮自己做一切。

(4) 敏感、担心

总担心病情会有变化,特别在意家人对自己的一言一行和态度,对什么事都不放心。

(5) 心境恶劣

随着疾病的迁延,负性的、消极的情绪会逐渐增加,烦躁、爱发脾气、容易迁怒他人,显得不近人情。

(6) 紧张、焦虑

当躯体疾病波动、加重时,会出现紧张、恐惧心理,担忧未来、害怕痛苦、害怕死亡等等。

如果上述消极心理行为状态长期存在,可能就会造成心理障碍,在慢性躯体疾病患者中常见的心理障碍包括:

(1) 抑郁情绪

慢性病患者面对疾病迁延,疗效不理想时,往往容易产生抑郁情绪,对治疗失去信心,悲观绝望,丧失生活乐趣,社会接触减少。严重时可诱发抑郁障碍,因此需尽早地积极干预。

(2) 疾病焦虑

患者认可所患的躯体慢性病,但对该病的临床表现、诊断、治疗、预防存在过虑表现和行为,只采信负性假设和证据并放大,对相反事实则视而不见。

(3) 应激相关障碍

往往出现在躯体疾病发生后的一段时间,表现情绪烦躁、不稳定,对于当前面对的问题无力应付,处理日常事务能力受损,缺乏计划性。

（4）躯体形式障碍

患者既有躯体疾病的症状，同时又有相应的精神痛苦，且影响正常生活，其对躯体疾病的健康担忧，有过度的思维、感受或行为偏离，通常持续存在。

（5）睡眠障碍

可存在失眠、睡眠过多或睡眠昼夜节律紊乱，也可存在睡眠呼吸暂停。

3. 心理障碍对慢性躯体疾病的消极影响

慢性躯体疾病会带来心理的改变。同样，心理障碍也会对慢性躯体疾病造成消极影响。在医学上有一个专有名词叫"心身疾病"，指的就是心理状态会影响躯体疾病。这包括：

（1）治疗依从性下降

敏感和担心往往使患者对各种检查、治疗、药物都缺乏信任，继而不能很好地遵守治疗计划，经常地更换医院或药物，影响疾病的疗效。

（2）疾病加重或危及生命

例如高血压、消化道溃疡、哮喘等，紧张烦躁的情绪可直接导致这些疾病的加重，甚至威胁生命。

（3）诱发严重的抑郁或焦虑

对慢性躯体疾病有过高的治疗预期是有害的。预期疗效不佳会严重影响患者的心态，加重其挫败感和悲观绝望，继而诱发真正的抑郁和焦虑。

（4）社会适应能力下降

长期的关注自身和被动、依赖的行为模式，会逐渐成为一种生活习惯，造成人际交往能力下降，人际关系疏远，最终导致社会适应能力衰退。

4. 慢性躯体疾病伴心理障碍的应对

对于慢性躯体疾病及其心理障碍的干预，需结合慢性病的特点，从多方面入手：

（1）多学科联合干预

患者需要多学科专业人员的共同帮助。包括：①诊治慢性病的医生；②管理慢性病的护士；③营养师；④临床药师；⑤心理治疗师；⑥运动学专家。

（2）主动参与式干预

患者要成为慢性疾病自我管理的内行。患者由被动接受治疗转变为主动积极参与治疗，是提高干预效果的根本。患者要了解自身慢性疾病的基础知识，了解常见并发症的识别和简单处理，参与运动计划和饮食计划的制定，持之以恒地转变生活方式，定期地接受用药指导、心理辅导，最终实现慢性疾病的自我监测、自我监督。

（3）全面的健康教育

虽然患者是健康教育的核心对象，但家属也是健康教育的重点。患者的综合治疗，离不开家属的理解、积极参与、鼓励与监督。医务人员同样是健康教育的重点，他们观念的改变，才能使更多的患者获益。社会公众的科普教育，是最广泛而基础的工作，要努力提高大众对慢性病防治的认识。

我们前面提到的"赵社长"，在医生、营养师、家属、同事和自己的共同努力下，改变了观念，控制饮食，积极锻炼，规范治疗。虽然糖尿病依然存在，但老赵学会了如何与慢性病相伴的方式，他又回到了乒乓球社，恢复了正常的生活。其实面对慢性病，就如同当年的抗战，"亡国论和速胜论"都是主观的、片面的、非科学的，前者使我们放弃，后者则容易轻敌。科学的局限、机体的年长，使得部分疾病有可能和我们"相爱相杀"纠缠一生，但同时医学的进步、合理的治疗和锻炼以及身体的自我抵抗，又使这些疾病终究对我们无可奈何，甚至被我们彻底消灭。

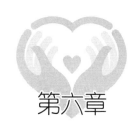

第六章

组织上的关怀：干部心理健康管理

一、干部心理健康管理的重要意义

关心干部心理健康、提高干部心理素质,是建设高素质干部队伍的重要内容,是组织长期健康发展的重要保证,也是组织切实激励广大干部新时代新担当新作为的具体体现。长期以来,由于干部的职责要求和服务主体的特殊地位,干部的心理健康问题容易被忽略。各级干部是各项方针政策落地的重要推动者,处于统筹规划社会主义建设事业的第一线,处在解决基层各类问题的前沿阵地,承担着繁重的工作压力。工作环境所带来的高压态势可能引发心理问题,但干部往往被认为具备过硬的心理素质与抗压能力,很容易忽略此类问题,心理疏导的长期忽视就会导致心理健康问题。因此,切实关注干部的心理健康,是新时代干部队伍管理的重要议题。

预防干部心理问题,要加强心理健康服务,要坚持以人为本,以思想政治工作为基础,以现代心理科学技术为依托,加强教育管理,注重人文关怀。积极探索形成标准化、体系化、常态化的心理健康服务模式,拓展服务方式,创新服务内容,扩大服务干部人群,使心理健康服务覆盖所有干部。逐步健全社会心理服务体系和危机干预机制,从源头上预防干部心理问题的产生,在出现心理危机时增强解决问题的能力。不断提高干部心理素质、增强党性修养、促进全面发展,培养自尊自信、理性平和、积极向上的干部心态,培育健康、和谐、充满活力的组织文化环境,建设一支高素质干部队伍,为实现中华民族伟大复兴,实现国家现代化治理提供坚强组织保证。

二、干部心理健康管理的总体原则

干部心理健康的总体原则是组织开展心理关怀和心理疏导活动、建立健全干部心理健康管理体系的基本准则和根本规范。

1. 严格教育管理与注重人文关怀相结合

组织上要坚持严格管理和关心信任相统一。对干部既要严格要求、严格教育、严格管理、严格监督，又要关心爱护，尽力为干部排忧解难，成为干部温暖的心灵港湾。同时要健全激励、关怀、援助机制，做到政治上激励、工作上支持、生活上关心、待遇上保障、心理上关怀，增强干部的荣誉感、归属感、获得感。

2. 提高个人修养与创造良好氛围相结合

组织上应重点加强干部的党性锻炼和作风养成，培育党性坚强、胸襟开阔的高尚品格。要让干部养成对顺境、逆境淡然的心态，不以物喜，不以己悲，在繁重的工作面前保持平静与从容。同时，组织要积极营造团结合作、积极阳光、健康向上的工作氛围，融洽干部间人际关系，将影响干部心理的不利因素降到最低。

3. 早期预防与心理危机干预相结合

组织要认真抓好干部的教育培训全覆盖，提高干部心理健康素养，做到心理健康预防在日常。要善于了解干部遇到的挫折，善于发现其负面情绪，从而进行及时沟通、疏导。同时，鼓励干部有困难及时上报，缓解干部个体的压力。要突出重点，问题导向，对心理异常人员特别是处于心理危机人员，做到早发现、早援助、早干预，健全个人、家庭、单位的心理健康支持链。

4. 继承优良传统与创新方法手段相结合

要发扬党的思想政治工作的优良传统，完善和落实组织谈心谈话制度，实时了解干部的困惑和挫折，及时为干部释疑解惑、加油鼓劲。同时，充分利用网站、自媒体等资源搭建心理健康学习平台，借鉴较为本土化、先进化的心理预防和治疗方法，大胆探索有效途径，把握干部心理规律，建立长效的工作机制，不断提高干部心理健康素养。

5. 党政领导牵头与多部门共同参与相结合

进一步加强党政主要领导对干部心理健康重要性的认识，强化其在加强干部心理健康管理方面的责任，把干部的心理健康状况作为考核的直接依据之一。加强各部门参与和协调配合，为干部心理健康提供有力保障。促进干部心理支持链的形成，实现单位、家庭、个人尽力尽责、有效参与。

6. 立足组织实际和有序规划发展相结合

从实际出发，将满足干部心理需求与长远制度相结合，将干部综合素质培养与心理健康素养养成相结合，坚持干部的心理预防与心理疏导相结合，满足干部的不同心理健康服务需求。逐步建立健全干部的心理健康管理体系，多层次、多角度切入干部心理健康的预防和治疗，促进干部心理健康管理科学、规范、有序发展。

三、干部心理健康管理的具体举措

组织应认真落实关怀干部心理需求和良好心态培育的各项举措，注重科学管理，通过建立宣教体系、提高服务管理水平、完善心理激励机制、营造良好工作环境等方面健全干部心理健康管理体系，做到真情关怀干部、真心爱护干部。

1. 大力开展科普宣传教育

（1）理顺对内、对外宣传渠道

要大力弘扬我们党在革命、建设、改革实践中形成的乐观主义精神，培养党员干部积极阳光的心态，将提高干部心理素养作为精神文明建设的重要内容。充分发挥我国优秀传统文化对促进心理健康的积极作用，将中国传统士大夫精神、历代仁人志士的奋斗精神与心理促进相结合。结合相关主题活动，采取干部喜闻乐见的形式，将心理健康知识融入到干部工作、生活中。创新宣传方式，广泛应用组织网站、微信、微博、手机客户端等平台，倡导"每个人是自己的心理健康第一责任人""身心同健康"的理念，传播心理知识，倡导健康生活方式，提升干部心理健康素养。

（2）开展普遍预防的宣传和以问题为导向的针对性宣传

1）引导广大干部掌握心理健康知识、强化心理健康意识，预防心理问题的出现。

首先，要正确引导干部在日常生活中有意识地营造积极心态。通过心理健康科普讲座、心理健康服务进单位、心理科普书籍等方式加大科普宣传，使干部主动预防，及时觉察不良心态，学会调适情绪困扰与心理压力。其次，通过发扬宣教系统的积极作用，让家属全力支持干部事业，让干部正确看待和处理自己遇到的各类问题，增强自我心理调适能力，提高干部心理素质。再次，培养干部乐观、向上的心理品质，促进干部人格的健全发展。引导干部正确认识自我，提高自我调控、承受挫折、适应环境的能力。最后，加强干部心理健康方面的科学研究，充分利用党校、大中专院校及专门社会组织的教学资源和研究成果，广泛开展心理健康教育，努力提升干部教育培训工作专业化水平。

2) 组织应正确看待、科学认知部分干部现存的心理健康问题，积极消除偏见。

首先，出现心理健康问题是人在社会化进程中的必然现象。组织对出现心理问题的干部不持偏见和歧视态度。因为国情、世情、社情是在不断变化的，人作为个体需要去面对多样化、碎片化的社会，当个体认识与社会意识出现碰撞的时候，心理偏差就会产生。心理偏差是走向更为健康的自我的必然途径，即任何人在社会化的进程中都会遇到心理健康问题。其次，心理健康问题本质上是人的自我心理保护。因为当我们内心的情绪平衡无法达到我们合理的预期时，心理偏差就会产生，但这种偏差本质是为了缓解现代化社会的压力，为了负面情绪的宣泄，从而让越轨的个体重新回到正常轨道。再次，心理问题在正确的引导下会得到缓解与治愈。在家庭、组织、社会三条心理链的支持下，人的心理问题会逐步缓解，从而使其人格完整、情绪稳定、自尊自信，能切合实际、不断进取，能耐受挫折和逆境，表现出良好的适应行为、人际关系，满足心理需求，促进全面发展，为个体实现美好生活提供有力支撑。

2. 提高服务管理水平解决心理问题

（1）建立健全组织领导体系，党政牵头各部门协同配合。

随着全面深化改革不断推进，各地开始意识到各级行政中心的工作压力逐年加大，对干部的心理关怀势在必行，但贯彻落实层面与相关中央文件的要求仍存在脱节，尤其在基层，对干部的人文关怀和心理疏导的重视程度尚显不足。虽然各地出台了关心关爱基层干部的政策，但是囿于传统观点，容易导致地方领导不重视、职责不明确，使得干部关爱渠道不畅通，基层对心理健康不了解,对关爱的意义和做法不理解,许多地方反映关爱工作难深入。因此,在组织层面要高度重视干部的心理健康,切实从组织领导抓起,从党委负责入手,将关爱的目标定位在预防和发展,从上而下、系统内与系统外结合地建立关爱模式,进一步明确党委主体的牵头作用和其他协同主体的辅助作用。

各级党委(党组)要高度重视关心干部心理健康、提高干部心理素质的工作,把这项工作列入重要议事日程,纳入干部队伍建设总体规划,贯穿到干部管理工作全过程,定期专题研究,提出指导性意见,切实做到在组织管理层面重视起来。各级党委(党组)主要负责同志要担负起领导责任,加强调查研究,及时掌握情况,解决突出问题。党委各有关部门要按照各自职能,切实保证卫生、教育、后勤保障部门发挥各自优势,加强专业指导,给予技术支持。基层党组织要充分发挥作用,积极主动开展工作。各地区各部门要从理论和实践上积极探索,总结和推广成功做法和经验,建立健全制度,逐步完善工作机制,提高工作水平,把党对干部的关心爱护落到实处。

(2) 大力开展心理健康教育培训,提高干部心理健康素养。

组织应将提高干部心理素质纳入"大规模培训干部、大幅度提高干部素质"目标要求,把心理健康教育作为干部教育培训的重要内容。各级党校、行政学院、干部学院和其他干部教育培训机构开设干部心理健康课程,根据不同级别干部、不同行业干部的群体特点,科学设计授课内容,推广研究式、案例式、体验式、模拟式等教学方式,促进心理健康知识入脑入心,使干部增强心理健康意识,掌握应对压力和解决心理问题的方法技巧。干部教育培训机构应逐步创造条件,设立心理训练中心,加强心理健康指导。引导干部正确认识心理健康问题,提高自我调节能力。对心理健康风险较高的地区、部门和岗位,要有计划、有重点、有针对性地开展心理测试和心理调适活动,帮助干部用积极的思维认识事物,用平和的心态面对问题,用正确的方式处理矛盾。

(3) 发挥心理专业机构和专业人员作用,加强心理危机干预工作。

发挥心理健康服务的专业人才队伍作用,重点关心干部队伍中容易出现的心理问题。针对干部群体,设立一系列以问题为导向对接不同心理服务的方案,对接特定的心理咨询师、心理治疗师、精神科医生、社会工作者以及各类经过专业教育或训练的心理健康服务人员。心理危机干预工作包括事前预警、事中控制和事后处置。

首先,做好心理危机普遍预防和特殊预防相结合。要高度重视干部心理危机干预工作,会同心理健康等专业机构和专业人员制订心理危机干预方案,及时发现问题,积极加以预防和应对。对面向重点群体、身处重点岗位和重点时段的干部,要及时关注其心理动态和情绪异常情况,注意了解掌握这些干部身患疾病、遭遇挫折、遭受家庭重大变故、经历重大自然灾害或事故及长期承担急难险重任务等情况。对遭遇下列情形的干部要时刻进行心理关怀:①患严重疾病,悲观失望、失去人生信念的;②个人发展进步遭遇重大挫折,情绪异常的;③遭遇家庭重大变故、激烈冲突、重大经济损失打击,言行失常的;④长期承担急难险重工作任务,经常处于焦虑、抑郁状态的;⑤因本人或家人违纪违法受到调查处理,情绪极端的;⑥经历重大自然灾害或事故,遭受严重心理创伤的;⑦其他出现情绪异常变化、言行失常的。对上述多种情况并存的干部,要列为心理干预的重点对象,发现有严重心理疾病的,及时安排休息治疗,组织和领导要多给予关心和支持。

其次,对初现心理畸变的干部,要尽早实施心理危机评估干预。对遭受严重心理创伤、创伤后反应或其他情绪异常、言行失常的干部,及时采取有效措施进行心理疏导和干预,发现有严重心理疾病的,要与医院、家属密切配合,积极进行治疗。

最后,应急处置因干部心理危机引发的突发事件,要积极做好事件调查、善后处置等工作,并及时公布事件信息,正确引导社会舆论,积极消除负面影响,对事件当事人的亲属、同事等相关人群做好安抚工作。

(4) 将心理测评纳入常规体检范围。

将干部心理健康测评列为常规健康体检项目,定期进行检查测评。可通过自主建立心理健康中心或购买社会心理机构专业服务等方式,为干部提供简便易行、专业保密的日常心理咨询、心理辅导等服务。针对心理健康、心理亚健康、较严重心理健康问题等不同情况向组织和干部提出建议,使干部的心理问题能够得到及时发现、准确识别、有效应对,防止心理问题演变为心理疾病。

(5) 建立心理援助机制,积极做好心理援助工作。

一是加强和改进思想政治工作,坚持和完善谈心谈话制度。把谈心谈话作为心理援助的重要手段,密切关注干部的思想脉搏和情绪反应,耐心听取干部的利益诉求,及时帮助调整心态、排解困惑、疏通心结。二是建立健全干部心理咨询网络。开设在线交流、网络论坛、心理援助热线等,发挥基层党建工作手机信息系统的作用,提供及时有效的心理咨询服务,引导干部进行合理的宣泄和心理减压。建立兼职心理辅导员制度,拓宽心理援助途径,根据不同干部的心理状态，有针对性地进行心理疏导。三是中央至地方的各部门、各单位应当根据自身实际和职工需要，制订部门心理健康服务计划，包括心理健康科普宣传，组织阅读心理类相关书籍，岗位能力建设培训或岗位评比活动，重点人群心埋帮扶，心理素质拓展活动网上心理自助服务等。

（6）加强干部心理健康管理体系的顶层设计，推进科学化、规范化管理。

要全方位打造健康型干部队伍，仍应推进组织内部心理健康长效机制的形成，这关系到组织整体心理健康状况。一是各级党委以及主管部门应当尽快明确心理健康工作落地的负责领导和牵头部门，专门负责，明确工作机制、工作流程和工作规范。应当加强顶层设计，推进专业化建设、规范化管理，切忌运动式活动，要形成具备长远效益的发展性计划。二是各单位、组织内部可推动关爱干部规范性文件、实施办法制定。明确心理健康服务的范围、内涵、外延等，明确服务目标、参与主体、监督考核机制。三是要加强专业化建设。整合单位内部有效资源，软件上，要搭建综合性平台，协调多方对干部开展点对点式心理辅导，强化有问题的干部与心理健康机构、心理咨询中心、精神卫生专业机构的对接；硬件上，要加强组织内部心理疏导平台建设，完善基础设施建设。四是要设立激励机制。把组织内部心理服务工作纳入日常工作范畴，纳入领导干部、单位评奖评优考核体系。五是要开展试点。通过试点工作探索建立组织内部心理健康建设模式和工作机制，强化监督与评估，进行试点反馈，推广科学合理的抗压减压机制和心理服务模式。

3. 建立健全待遇激励保障制度

组织应认真落实激励干部新时代新担当新作为的各项举措，注重科学管理，建立健全干部待遇激励保障制度体系，既为干部加油鼓劲，又为干部减负减压，做好真情关怀干部、真心爱护干部。

（1）组织应坚持正确用人导向和用人标准，防止在任用制度上让干部产生心理剥夺感。

坚持德才兼备、以德为先，坚持五湖四海、任人唯贤，坚持事业至上、公道正派，把好干部标准落到实处。坚持"德才兼备，以德为先"历来是我们党选拔任用干部的一贯方针和根本原则。为官先做人，做人先立德。人以品为重，官以德立身。良好的道德修养是人生最可贵的资本，是事业的奠基石，是成功的必备根基。把政治上靠得住、工作上有本事、作风上过得硬、人民群众信得过的干部选拔上来，让能干事者有机会、干成事者有舞台，不让实干者吃亏、不让投机钻营者得利。坚持民主、公开、竞争、择优，深化干部人事制度改革，完善竞争性选拔干部方式，坚决整治选人用人上的不正之风，大力提高选人用人公信度，进一步形成良好的用人环境。

（2）组织应进一步完善干部考核评价和日常管理工作，适当加入心理测评方面的内容。

组织上应深入了解干部情况，及时掌握干部的思想动态和心理健康状况。把心理素质作为考察干部德才的重要内容，把心理调适能力作为衡量干部综合能力的重要方面。考核干部既要全面考察干部的德、能、勤、绩、廉，又要注意了解干部的心理素质，重点看面对名利得失和进退留转、承受较大压力、遇到困难挫折时的精神状态和应对能力。准确评估干部心理健康状况，并将有关信息作为选拔任用干部的参考依据。在领导班子调整配备中，注重班子成员性格的协调和互补，力求人岗相适，注重合理使用各年龄段干部，为干部的健康成长奠定基础。

（3）组织应从思想、工作、生活各方面关心关爱干部，解决干部的后顾之忧。

坚持以事业留人、感情留人、适当的待遇留人。在思想上，要提振干部士气、转变作风，大力开展提振干部精气神的专题活动，引导干部始终保持锐意进取的昂扬斗志和科学集中的效率意识。上级领导和组织部门要注重与干部开展常态化谈心谈话，倾听干部心声，在政策范围内为干部排忧解难，支持他们大胆开展工作，为他们鼓足奋进的勇气。在工作上，要根据干部承受能力，科学合理安排工作任务并协调工作岗位，保护干部和职工权益，减少过度加班等消耗干部身心健康的活动，完善单位内部时间管理制度，提高工作效率；在工作中创造"家庭"环境，在工作的间隙安排干部职工茶歇和小型休闲活动。各部门都要建立心理放松室，作为职工放松心灵、重获动力的驿站。各部门可依据实际情况，开发针对本部门的心理健康服务活动。在生活上，认真落实党内民主生活各项制度，组织开展内容丰富、形式多样、寓教于乐的群众性文化体育活动，合理引导干部培养健康向上的生活情趣，保持高尚的精神追求，并且在一定程度上促成良好风气，从而更为有力地推进党风建设与作风建设。构建宽松民主、心情舒畅的良好工作环境，使干部在工作之余能释放压力，也能够增强干部对单位的归属感。坚持和完善定期体检制度，及时发现和治疗身心疾病，对患有心理疾病的干部要给予更多的关心与包容，帮助其走出心理困境，而不得有任何形式的歧视和偏见。

（4）认真执行干部休假制度和开展形式多样的文体活动。

首先，组织上应按照国家相关规定，认真落实干部休假制度。在调休制度上保障干部的合法权益,不过度消耗,劳逸结合,才能更好坚守岗位。或可采取交流轮岗、创新工作模式、丰富工作内容等方式,为工作带来新鲜感,提升干部队伍的活力。积极组织开展丰富多彩、健康向上的文体活动。广泛开展各种具有心理疗愈、心理成长性质的体验式文体活动,如团体心理拓展活动、音乐治疗活动、舞动训练活动等,于无形中帮助领导干部释放工作压力,促进领导干部心理发展,使领导干部成为更好的自己;帮助干部培养积极健康的兴趣爱好,调整工作节奏,舒缓工作和精神压力。此外,对长期在基层一线和困难艰苦地方工作的干部,以及工作强度高、压力大的干部,关心干部家庭生活,帮助解决实际困难,努力以家庭和谐促进干部身心健康,主动排忧解难,在政策、待遇等方面给予倾斜,让他们安心、安身、安业,更好履职奉献。

4. 加强对干部的工作生活保障

(1) 建设和谐工作环境

工作环境包含物理环境和人际环境。物理环境主要是指干部的办公场所,保证良好的办公物理环境能有效改善干部办公情绪:如办公桌椅的合理摆放、收纳空间的理性设置、光线空气的明亮畅通等。人际关系主要是指单位在选人用人时应该充分了解干部的思想道德素质,不应一味以取得政绩作为考核标准。发展单位内部文化和精神文明建设,发展同事之间的情感纽带,培养良性竞争环境,形成和谐向上、健康愉悦的管理理念及风尚,形成基于团结合力、和衷共济原则下所操守的组织内部管理模式和行为方式,促进和谐办公人际环境建设。

(2) 协助解决干部的迫切需求

组织对干部心理问题本身进行疏导和关怀外,更要注意了解造成干部心理问题的现实困境。对于有实际工作生活困难的干部,如果只进行心理咨询和心理辅导,而没有实际举措跟进,则只是治标不治本。针对干部的某些紧迫、合理的现实诉求,除了强化政治激励,提高待遇保障之外,更需要组织在能力范围之内加大对干部的生活支持,让他们时刻感受到组织的关怀就在身边。当前很多单位的多数干部都是来自于全国各地,这类干部往往需要帮助又无处求助,如干部家属就业、子女就近入学、重病赴外就诊、子女放学托管等问题。单位要尽可能为干部解决困难提供便利,从侧面排解干部生活压力和减少可能产生的心理不安因素。要将心理辅导和解决现实合理诉求双管齐下,作为健全干部心理健康管理的一项重要内容。

(3) 搭建各类平台释放压力

应充分考虑关心干部工作之外的精神文化生活,让干部有舒缓情绪和压力的渠道，如积极成立文体俱乐部、建设干部书屋、休闲活动中心等。通过让干部能够展示自身爱好特长，从另一个方面展示干部自信，挖掘自身潜力，舒缓工作压力，保障心理健康。如通过开展读书征文、郊游踏青、歌咏比赛、体育健身、书法摄影等寓教于乐的文化活动，使干部在工作之余能够在丰富多彩的活动和快乐的氛围中释放压力，也能够增强干部对单位的认同感和归属感。

（4）及时关心帮助家庭困难干部

许多干部由于突发事件或家庭困难原因造成经济负担过重，影响生活和工作情绪，造成重大心理负担。对于干部家庭发生家属重病耗资巨大、孤寡老人无人照顾、家庭受灾无处安身、无力购房人口较多、家属离世丧事办理等严重问题时，有条件的单位可通过成立干部救困基金、协助寻找护理人员、提供短期廉价租房、组织开展帮助等方式，让身处困难的干部能够在短期内有所依靠，避免孤立无援的负面情绪蔓延。

四、加强党性教育锻炼，提高干部心理素质

加强干部党性教育，夯实干部心理素质基础。深入贯彻学习中国特色社会主义理论体系，引导广大干部牢固树立辩证唯物主义和历史唯物主义世界观、方法论，进一步提高运用马克思主义的立场、观点、方法认识事物、分析问题的能力和水平。认真开展社会主义核心价值体系学习教育，加强理想信念教育、党的优良传统和作风教育，引导广大干部坚定理想信念，增强宗旨观念，培养高尚情操，锤炼坚强意志。大力弘扬我们党在革命、建设、改革实践中形成的乐观主义精神和无所畏惧的英雄气概，勇于面对各种困难和挑战。加强廉洁从政教育，通过示范教育、警示教育、岗位廉政教育和廉政文化建设等方式，引导干部常修为政之德，常思贪欲之害，常怀律己之心，防止在各种诱惑和不正当利益面前心理失衡、行为失范，筑牢拒腐防变的思想道德防线。

1. 充分发挥典型示范作用

坚持正面教育、自我教育为主。大力宣传各个时期英雄模范人物艰苦奋斗、自强不息的感人事迹和崇高精神，充分发挥模范人物的示范带动作用。紧密联系干部的思想和工作实际，注重用身边事教育身边人，用在平凡和艰苦岗位上作出不平凡业绩的普通干部事例，激励和引导干部坦然面对挫折和逆境，勇于接受挑战和考验，培育乐观豁达的良好心态、海纳百川的心胸气度和坚韧

不拔的意志品质。

2. 注重发挥先进文化作用

大力弘扬中华优秀传统文化，积极借鉴世界优秀文化，引导干部提升思想境界、陶冶道德情操，为提高心理素质提供文化支撑。适应干部精神文化需求快速增长的需要，采取举办文化讲座、制作发行出版物、开展主题活动等形式，引导干部保持高尚的精神追求。广大干部要把丰富文化涵养与提高心理素质结合起来，培养健康文明的生活情趣和爱好，提升文化品位，结交良师净友，形成积极向上的精神状态与宽松和谐的人际关系。

3. 加强实践锻炼

坚持实践锻炼的培养方针，重点抓好年轻干部的党性修养和实践锻炼。加大干部交流力度，有计划地安排干部到条件艰苦、环境复杂、矛盾集中的地方和基层培养锻炼，增强适应能力和心理承受能力。鼓励干部特别是中青年干部在完成重大任务、应对重大事件、抗击重大灾害等关键时刻经受锻炼，提高应对各种压力、困难和考验的能力。大力培养选拔经过艰苦复杂环境磨炼、重大斗争考验、心理素质良好的干部，形成有利于提高干部心理素质的政策导向。

加强实践锻炼是提高干部心理承受能力的关键所在。只有历经反复的实践锤炼才能练就干部过硬的业务能力和心理素质，才能让干部以一颗平稳的心态面对快节奏的、繁重的工作，才能有效区别轻重缓急，实现效率最大化。加强实践锻炼的最终目的是鼓励干部在完成重大任务等关键时刻经受锻炼，提高应对各种压力、困难和考验的能力。有过实践锻炼的经历，有过对艰难困苦的最深刻认知，可以让干部运筹帷幄，决胜千里之外，可以让干部从容不迫，胜似闲庭信步，提高心理承受能力和应对各种压力考验的能力。

4. 发扬党的思想政治工作的优良传统

认真落实谈心谈话制度，注意发现干部心理健康方面的问题，及时采取有针对性的措施。要善于利用工作之余对干部同志进行谈心谈话，不仅要在落实重大任务、提拔使用等关键时刻谈，更要在日常的工作、学习和生活中谈，通过"拉家常"等方式了解干部的心理困境，留心干部口里的"想不通""看不开"等牢骚、抱怨，见微知著，及时为干部释疑解惑、加油鼓劲。对患有心理疾病的干部,要注意做好相关信息保密,治疗康复后与其他干部一视同仁。对犯错误的干部,要本着"惩前毖后、治病救人"的方针,帮助干部深刻地认识错误,真诚地承认并改正错误,正确对待所给的相应处理,放下思想包袱,继续前进。

党的十八大提出要注重人文关怀和心理疏导。2015年中央组织工作会议提出加强人文关怀和心理疏导,特别是要重视关心广大基层干部的心理健康问题。习近平总书记也曾反复强调:干部是加强基层基础工作的关键,要关心和爱护广大干部,为他们创造良好的工作和成长条件,保障他们的合理待遇,帮助他们深入改进作风,提高发展经济能力、改革创新能力、依法办事能力、化解矛盾能力、带领群众能力,引导他们扎根基层、爱岗敬业、争创一流。由此可见中央对加强基层干部队伍建设的高度重视。

正所谓"好风凭借力,送我上青云",加强干部心理健康的组织管理是提高干部心理素质的重要保障。工作单位是干部日常生活的主要处所,来自组织的心理关怀可以让干部心理疏导在日常、实现心理健康在平常,可以从小处着手、从细处着手培养心理健康。此外,组织对干部的关怀会促进干部个体对组织的依恋感、认同感和归属感,从而更容易对干部起到业务上的激励作用,让干部保有对社会主义建设事业的热情和活力。

各级党组织和相关单位都应当认识到,关心和爱护干部,是做好基层工作的关键所在,是稳定干部队伍的重要途径,是提高干部素质的主要保障,是激发基层活力的根本动力。因此,各级组织要提高认识、强化责任,把真正重视、真情关怀、真心支持基层干部的各项任务落到实处,切实关注干部真实的内在诉求和心理健康状况,为推动"四个全面"战略布局夯实坚强的基础。

五、干部心理健康服务案例

1. 某干部心理健康咨询中心模式

某干部心理健康咨询中心,通过多年探索实践,提出了"一线、两网、三级、四体系、五原则"的服务模式。

(1)服务模式(图6-1)

一线:建立了一条7×24小时的免费预约热线,热线兼顾了心理危机干预的功能。

两网:以专业队伍为主的人力资源服务网络,以互联网搭建的网络在线服

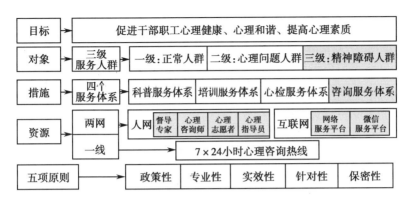

图 6-1 干部职工心理健康服务模式

务平台。

三级:根据心理学理论,将正常人群、心理问题人群、精神障碍人群进行科学精细划分,提供精准服务。

四体系:形成了以科普先行,心理测评、培训、咨询为保障的有机服务体系,整个服务模式互相补充、协调合作。通过科普提升干部心理健康意识,通过心理测评发现心理问题,通过咨询和培训进一步解决问题。

五原则:针对干部心理健康管理工作特点,提出了兼备政策性、专业性、实效性、针对性、保密性的原则。

(2) 具体做法

1) 大力开展科普服务工作

精心编写并发放了《干部心理健康科普知识》手册,帮助干部了解科学心理学知识、掌握基本的自我心理调适方法。组织了多场主题为"阳光心态、快乐工作——干部压力调适策略与技巧"的心理健康巡讲。组织开展了"走进科学、认识自我、服务改革"——心理健康大篷车系列巡回服务活动,送服务到部门,受到各部门干部的一致好评。

2) 广泛开展心理测评工作

为了让广大干部了解自身的心理健康状态,加强组织对干部心理健康的监控和筛查,研发了"干部心理健康测评系统",从心理健康、性格特征、工作状态、家庭生活四个维度,为干部提供自我测试评估,答题结束即可获得检测报告,包括相关的心理健康建议。在此基础上形成了各部门心理测评报告,一对一地反馈给相关部门。

3) 着力开展培训服务工作

发挥群团骨干的作用,建立了一支具有一定心理专业知识、热心公益、真心实意为广大干部服务的心理健康指导员队伍,面向各部门举办了心理健康指导员培训班(分初级、中级、高级)。

4)认真做好咨询服务工作

设立专门的干部心理健康咨询服务热线,专职服务干部及其家属(配偶和18岁以下未成年子女)。

5)积极做好部门试点工作

为了提高服务的主动性,加强服务的针对性,扩大服务的广泛性,在重点部门开展了试点工作,如建立远程服务和定期调研机制,开展了送心服务到基层活动、"重走长征路"健步走身心测评活动、干部心理正能量"五个一"工程等,探索了组织心理健康服务管理的模式。

6)推进心理健康管理机制建设

研究起草《干部心理健康发展纲要》,结合组织工作实际,注重从制度层面加强指导,调动各方面力量,共同维护和服务广大干部的心理健康。

(3)创新服务内容

按照激发部门的积极性和参与度的原则,把心理健康管理相关活动和干部切身需要有机结合,以形成良性、长效、闭环的工作模式。

1)每年年初各部门根据实际提交心理健康管理工作计划,提交领导小组办公室审核备案。每年年终做总结汇报,参与评选活动。

2)组织广泛开展八大行动,根据干部自身实际需要,制订心理健康管理计划。

读书行动。把读书作为心理健康管理的重要内容,发放心理学相关书籍,成立读书小组,结合干部需要定期开展读书活动,引导干部撰写阅读心得,打造"我读书,我健康"的阅读氛围。通过读书引导干部关注心理健康,实现内心成长。

建功行动。发挥组织在培育干部心理健康方面的积极作用。根据岗位需求,围绕岗位能力建设,开展形式多样的活动,如岗位能力建设培训或岗位评比活动,让干部从工作中获得成就感、荣誉感、成长感。

文体行动。秉承"学中玩,玩中学"的原则,广泛开展各种具有心理疗愈、心理成长性质的体验式文体活动,如团体心理拓展活动、音乐治疗活动、舞动训练活动等,于无形中帮助干部释放工作压力,促进干部心理发展。

科普行动。积极开展心理科普巡展、心理健康巡讲、心理座谈以及到心理服务机构参观交流等活动,打造"人人关注心理,人人心理健康"的机关文化生态。

帮扶行动。本着援助一时之难、惠及广大干部的原则，在开展精准扶贫的同时开展心理帮扶。重点关注大病特困干部、失独家庭、残疾子女家庭等特殊群体，开展一对一心理疏导活动。当出现人员伤亡事故、自杀事件等情况时，应尽快开展心理危机干预。

建家行动。建立心理放松室，作为干部放松心灵、重获动力的驿站。心理放松室专室专用，不混设混用。依据实际情况，开发针对性的心理健康服务活动，如心理培训、心理咨询等，切实把心理放松室用起来。

拓展行动。借助专业力量，积极开展心理素质拓展活动，通过体验式训练，提高干部抗挫能力，增强心理韧性，提升团队凝聚力和向心力。

阳光网上行动。借助微信、APP 等便利的新媒体资源，开展网上心理自助服务行动，定期推送心理相关知识，发布心理相关活动信息，开展自助心理测评，让干部随时、随地都能享受到心理服务。

2. 某地方心理健康管理模式

目前各地对干部的心理健康重视程度不一，加上各地服务资源不同，所以各地做法不尽相同。他们的主要做法包括：

（1）科普讲座

目前开展最多、最广泛的是心理讲座。利用当地的专家或者外地聘请的专家开展心理讲座，主题比较单一，多以压力管理和调适为主，尚未形成有效工作机制或常规活动模式。一是心理专家资源较少，费用较高；二是干部对心理健康的认识不足，导致心理讲座较其他活动难组织；三是心理讲座难以针对性地设计，导致内容与干部需求、期待不一致。

（2）设立心理减压室、心灵驿站

有些单位建立了心理减压室和宣泄室、心灵驿站等场所，为干部提供心理减压条件，宣泄心理压力，但目前利用率不高，一是缺乏专业人员引导，二是干部担心泄露自身心理健康状况。

（3）与党建结合开展活动

有些单位开展了读书会、团体体验等活动，将心理健康科普进行了简易"包装"，减轻了人们对心理学的排斥感，但是如缺乏专业人员，活动难以持续。

（4）多单位共用一个体验基地

如北京市以区为单位，多家单位共用一个心理健康体验中心，活动内容比较丰富，各单位根据自己的时间，定期开展活动，财政负担相对较小。

3. 某地市实施心理健康关爱"阳光行动"

（1）夯实基础，建强阵地，打造"身边的关爱中心"

一是打造"阳光家园"。在党校建立干部心理健康关爱中心，设心理咨询室、心理测评室、心理反馈室等诸多舒缓压力的功能区。在教育局、公安局、卫计局等重点部门建立关爱中心二级站点，扩大干部心理关爱覆盖面。二是组建"阳光团队"。从教育系统、卫生系统、科研院所等机构聘请擅长情绪管理、睡眠障碍咨询、家庭婚姻关系辅导的咨询师，建立专兼职心理辅导师队伍。加强后备队伍建设，专门组建干部心理关爱志愿者队伍，定期组织交流活动。三是集聚"阳光智库"。挖掘体制内人才资源，组建有心理专业背景的干部人才库，各自在本单位（系统）发挥心理辅导作用。四是定期开展心理健康案例的诊断、评估、培训等服务。整合党校、教育局、电视台等资源，开发制作"自我意识""生涯规划""情绪管理"等宣传小视频，开发情绪辅导课程。

（2）创新载体，分类施策，打造"大家的关爱平台"

一是为重点对象提振信心。将被问责、家庭遭受重大变故、在督导考核或重点工程中表现不佳的干部列为重点关爱对象。以县乡两级换届为契机，组织各镇街道、相关市级机关班子参与心理体检，提升班子凝聚力和战斗力。二是为中层骨干缓解压力。针对一线中层干部工作任务多、责任大、责权不对等易引发干部抑郁、焦虑、倦怠等问题，重点采取表彰鼓励、心理体验、团体辅导等形式，缓解压力、激发斗志。三是为年轻干部明志解惑。针对一些年轻干部阅历不够、工作经验不足，在处理工作事务、人际关系上出现评判偏差等问题，帮助年轻干部明确未来几年的发展目标，形成职业规划意识。通过分层培养、结对帮带、实绩考评和下沉一线"摔打锻炼"等方式，为年轻干部加油充电，让年轻干部更有追求。

（3）深化管理，全程跟踪，打造"长效的关爱品牌"

一是建立"一人一档"。在公务员考录与分配、干部提拔等环节，根据不同对象设置人际关系能力、心理健康水平、个性性格等方面的测评，建立干部心理健康档案，实行保密管理。二是根据干部培养与提拔规律，建立干部心理档案五年一更新的制度。结合干部心理档案"体检"数据，跟踪监测，建立分色预警机制，为干部的调任提供参考性意见。对心理抗压较强的"绿色"干部，通过"加压蹲苗"使用到工作任务较重的重点岗位；对心理压力较大的"黄色"干部，提前介入，积极开展谈心谈话；对心理压力已经超标的"红色"

干部,及时给予心理疏导,视情况转换岗位。三是建立"真情关爱"。定期到乡镇开展讲座、团体辅导等活动,以减轻乡镇干部的负压感,激发职业荣誉感和干事创业积极性。同步开通微信公众号为基层干部提供预约、咨询服务。

4. 某单位促进干部心理健康"七个一"知心服务工程

某单位干部心理健康促进工作紧紧围绕"关注干部心理健康促进,助力推进和谐机关建设"的主题,开展干部心理健康促进"七个一"知心服务工程,分别是编写教材、组建团队、试点部门、开设沙龙、进行测试、建立移动服务系统、研究课题等七方面内容。

（1）编写一套教材

编写一套针对公务员心理素质提升的教材,涉及公务员觉察力、自控力、沟通力、共情力、执行力等内容,促进公务员心理健康和提升心理素质。

（2）组建一支团队

组建一支心理健康指导员团队,由各部门推荐1~2名干部,进行专门培训,合格后授予相关专业机构签发的"心理健康指导员"证书,心理健康指导员作为链接心理专家团队,服务本单位干部的纽带和骨干。

（3）试点一个部门

根据部门特点,遵循自愿原则,选择一个重点部门,结合该部门心理检测和访谈结果,根据针对性的需求和特点,设计制订试点部门心理健康促进方案,并做好组织实施。

（4）开展一系列心理沙龙

每月开展一次心理沙龙,根据不同的主题,如幸福高效、心理减压、人际沟通、亲子教育、夫妻关系促进等,帮助干部系统地、针对性地掌握能够积极影响自己和影响他人的心理学知识和技能。

（5）进行一套测试

发放"知心服务卡",凭借卡片密码账号自助登陆心理测评服务系统,随时进行自我心理测试。使组织和领导掌握干部心理健康状况、心理素质特点、心理需求等;也使干部深入了解自身状况。

（6）建立一套手机移动服务系统

建立心理健康手机移动服务系统,干部随时随地可以运用手机获得心理学相关知识,进行自我心理测评等。

（7）研究一个课题

结合机关服务经验,整理完善相关资料,从心理学方面申请相关课题项目，如"心理学在干部心理能力提升中的实际应用"等，以探索干部心理规律，用科学的方式和理念进行深入的研究，助力推进和谐机关建设。

在实施"七个一"知心服务工程过程中，实现了干部心理健康工作"三结合"：一是专业心理服务与本单位文化特色相结合。从干部实际需求出发，依据心理发展规律，依靠心理学专业技术，将心理服务的科学性要求和本单位机关文化的特色性要求合理结合，为干部提供切实有效的知心服务。二是试点部门深度服务与心理服务广覆盖相结合。以试点部门为模板，不断探索机关心理健康服务的经验和模式。在此基础上拓展覆盖范围，将心理健康促进工作做深、做透，让单位内的所有干部获得实实在在的收获和帮助。三是心理健康促进工作与心理问题解决相结合。采用"预防为主、提升素质、重在实效"并重的策略，在提高心理健康意识、提升心理素质、发现心理问题、掌握心理技能的同时，关注心理问题早期解决、加强心理危机的监控和筛查，预防危机事件发生，积极推动干部主动寻求心理咨询服务，尤其是危机事件咨询服务，确保早发现、早介入、早干预、早解决，重在实效。